Der reine Zahnsinn

Fundiertes zahnmedizinisches Wissen, packend erzählt

Dr. Johannes A. Löw

Impressum

Bibliografische Informationen der Deutschen Bibliothek
Die Deutsche Bibliothek verzeichnet diese Publikation in der Deutschen Nationalbibliografie; detaillierte bibliografische Daten sind im Internet über http://www.dnb.de abrufbar.

Der einfacheren Lesbarkeit wegen verwendet dieses Werk das generische Maskulinum und damit die verallgemeinernde, grammatikalisch männliche Bezeichnung. Diese ist als geschlechtsneutral zu verstehen, es sind alle Menschen – unabhängig von Geschlecht und Gender – angesprochen.

Dr. Johannes A. Löw, Der reine Zahnsinn –
Fundiertes zahnmedizinisches Wissen, packend erzählt
ISBN 978-3-95409-071-6

Verlagsort: Postfach 12 53, DE-82141 Planegg
Lektorat: Dr. Martina Kliem
Korrektorat: Yvonne Schmotz
Titelgestaltung, Layout: D.P.D Dagmar Papić Design
Druck: CPI Clausen & Bosse GmbH, Leck
Autorenfoto Rückseite: © Cornelia Guju

Inhalt

Vorwort

Menschen wollen Geschichten hören. Das zieht sich wie ein roter Faden durch die Historie der Menschheit. Von der Kommunikation unserer Vorfahren an einem Lagerfeuer, die so manches Mal mit Höhlenmalereien illustriert wurde, bis zu heutigen Kino-Blockbustern, in denen mit neuester Tricktechnik mittlerweile wirklich alles zum Leben erweckt werden kann, ging und geht es immer nur um eines: eine gute, unterhaltsame Geschichte. Aber diese ist im besten Fall eben nicht nur unterhaltsam. Stichwort Infotainment: Pure Fakten finden oftmals nur schwer den Weg vom Ohr bis ins Gehirn, über Geschichten prägen wir uns Informationen dagegen ein. In *Science Slams* geht es deswegen darum, komplexe Themen einfach und unterhaltsam zu präsentieren. Zahlenkünstler lernen ihre Zahlenreihen anhand von Geschichten. Und ich selbst kann mich noch gut daran erinnern, wie ich während des Studiums in der Anatomie die Gehirnwindungen mithilfe einer lustigen Geschichte auswendig lernte. Es funktionierte! Sogar der grimmige Anatom war zufrieden.

Die Zahnmedizin ist nicht nur Zähne-Aufbohren und -Füllen. Viel hat sich getan und auf der ganzen Welt forschen Zahnärzte, Zahntechniker, Dentaltechnologen, Materialwissenschaftler, Ingenieure, Softwarespezialisten, Mikrobiologen und Stammzellforscher jeden Tag daran, Behandlungen des Mundraums noch besser zu machen oder gar ganz zu vermeiden. Das ist den Menschen, die in Zahnarztpraxen und in Labors arbeiten, wahrscheinlich gar nicht mehr so klar. Wenn man jeden Tag von Behandlungszimmer zu Behandlungszimmer hetzt oder versucht, Zahnersatz termingerecht zu verschicken, rücken die spannenden Geschichten, die Wissenschaft und Forschung schreiben, schnell in den Hintergrund.

Die Zahnmedizin ist immer noch eine konservative und hierarchisch geprägte Disziplin, die sich an vielen Stellen schwer damit tut, sich zu lockern. Die Männerhaare mussten im Studium kurz sein, kritisches Hinterfragen war fehl am Platz. Angepasst zu sein, war sicherlich ein Vorteil. Die Freude am Geschichtenerzählen fehlte den meisten Dozenten. Die, die es taten, waren bei der Studentenschaft beliebt und weckten Interesse. Dazu kommt, dass die Zahnbehandlung selbst häufig nach wie vor noch ein Garant für miese Stimmung ist. Denn ihr eilt ein historisch geprägter, negativer Ruf voraus.

Lange Rede, kurzer Sinn: Es ist an der Zeit, die spannende Geschichte des Fachgebiets auf einer knallharten wissenschaftlichen Grundlage humorvoll neu zu erzählen. Ob das geht? Urteilen Sie selbst! Ich bin jedenfalls der Meinung: Warum die zahnmedizinischen Fakten nicht in einen Krimi, ein Märchen oder eine Sci-Fi-Story packen? Durch die Arbeit an diesem Buch weiß ich jetzt, dass Studien und wissenschaftliche Publikationen an sich eine Geschichte erzählen können, aber auch, dass mit ihrer Hilfe eine vergnügliche Story entstehen kann. Herausgekommen ist bei diesem erzählerischen Experiment *Der reine Zahnsinn!* Ein dentales Sachbuch, das auf erfrischende Weise eine neue, fundierte Perspektive auf die Zahnmedizin und die faszinierenden Protagonisten des Mundraums wirft und damit auch den Arbeitsalltag ein Stück weit bereichern soll. Interessant und amüsant für alte Hasen aus Labor und Praxis zur lockeren Auffrischung des eigenen Wissens, informativ für Neueinsteiger vor und in der zahnmedizinischen und zahntechnischen Ausbildung und aufschlussreich für alle interessierten Patienten. Viel Freude und Spaß bei der Lektüre!

Meine verrückte und spannende Reise durch das Fachgebiet war letztendlich auch für mich selbst eine wertvolle und aufregende Erfahrung. Viele Sachverhalte habe ich auf völlig andere Art und Weise wiederentdeckt und viel Neues dazugelernt.

Bedanken möchte ich mich bei meiner Familie, meiner Lebensgefährtin Cornelia und meiner Tochter Christine, die bei aller Konzentration auf dieses etwas andere Projekt wieder mal meine geistige und körperliche Abwesenheit ertragen mussten. Danke auch an meine Tochter Simona, die den *reinen Zahnsinn* schon im Mutterleib miterlebt hat.

Würzburg, Mai 2022, Dr. Johannes A. Löw

Mittendrin

Zu Besuch in der Zahnarztpraxis

Piks! Es drückt und brennt, bevor sich aus der prallen Schleimhautblase erst ein leichtes Kribbeln, dann ein Taubheitsgefühl breit macht. Die Lippe beginnt zu hängen, die Gesichtszüge scheinen massiv zu entgleisen. »Mein Gott, wie ich jetzt wohl aussehe? Völlig entstellt?«, fragt sich der Eine oder Andere jetzt mit seiner halbseitigen Lähmung. Zur Beruhigung: Es fühlt sich schlimmer an, als es aussieht. Generell eine gute Sache, wenn die Spritze wirkt, denn eineinhalb Stunden Wurzelkanalbehandlung stehen an.

Der Stuhl wird per Knopfdruck ruckartig in Liegeposition gefahren. Es geht also buchstäblich abwärts. »Hoffentlich falle ich nicht herunter!« Der Kopf liegt auf einer harten Schale. Wie unbequem sie ist, ist im Sitzen gar nicht so aufgefallen. Mund auf: Jede Menge Unbekanntes findet sich sogleich auf begrenztem Raum wieder. Da passt mehr rein, als man denkt. Vieles schmeckt metallisch und fühlt sich kalt an. Mithilfe von Spiegeln und Abhaltern wird der Mund jedoch plötzlich zum Raumwunder. Der Schädel beginnt zu vibrieren – ein Vibrationsboard, das beim Abnehmen helfen soll, ist nichts dagegen. Das Gefühl ist ganz nah, intensiv und geht von einem kleinen Punkt aus, bevor es sich mit Karacho wellenförmig und rumpelnd vom Epizentrum her ausbreitet. Grelles Licht fällt in die Augen. Eine Sonnenbrille wäre jetzt eine feine Sache. Cool ist allerdings anders.

Zwei Sauger dröhnen und zischeln in den Ohren und übertönen zuverlässig jedes Ohrgeräusch, der Mund ist stellenweise ausgetrocknet wie die Binnenwüste Gobi. In Kontrast dazu kommt es tief im Rachen zu einer stetig ansteigenden Überschwemmung. Das Kühlwasser des Bohrers sammelt sich gnadenlos an. »Soll man schlucken oder nicht? Geht das jetzt überhaupt?« Ein Röcheln gibt den zwei Maskierten, die dem Menschen buchstäblich auf die Pelle gerückt sind, den entscheidenden Hinweis. Endlich tippt der kleine Sauger erlösend in die Tiefe. Gekonnt, ein Würgereiz wird dabei nicht ausgelöst.

Keine Angst, es handelt sich um keinen Überfall. Mit Lupenbrillen auf der Nase versuchen die Vermummten auf wenigen Quadratmillimetern, Fäulnis an den Zähnen zu entfernen, um anschließend die verbliebene gesunde Zahnhartsubstanz wieder auf Vordermann zu bringen. In der sonst so dunklen und feuchten Höhle muss also auf engstem Raum präzise und sauber gearbeitet werden. Die Ursachen für Entzündungen werden dabei ausgemerzt. Wenn man nicht in Frührente gehen will, sollte man die gebückte und zum kleinen Mundraum verdrehte Arbeitshaltung mit abendlicher Rückengymnastik kompensieren.

Ein Gegenspieler macht sich bemerkbar: Die Zunge zappelt gnadenlos, muss von der Assistenz mit einem kleinen Spiegelchen fixiert und im Zaum gehalten werden. Sie ist stark. Über eine Stunde heißt es, das kraftstrotzende und wendige Muskelpaket zu bändigen und dabei keinen Krampf im Arm zu bekommen. Die Zunge darf nicht in den Arbeitsbereich und an den Bohrer rutschen. Gerade jetzt scheint sie unermüdlich alles erforschen zu wollen, was da gerade vor sich geht. Der Kampf mit der Zunge kann kräftezehrend sein. In kurzen Intervallen heißt es für den Liegenden immer wieder: »Mund auf! Bitte den Mund weit aufmachen!« Kein Wunder, der Mund ist eher zum Zumachen konzipiert und steht nur bei einigen Wenigen die meiste Zeit offen.

Der Kopf bewegt sich minimal. Sofort muss der Fuß den Bohrer blitzschnell stoppen, um keine ungewollten Schäden zu verursachen. So schnell kann sonst nur noch ein Formel-1-Pilot das Gaspedal dosieren. Obwohl die Konzentration mit bis zu 80.000 Umdrehungen des Bohrers auf wenigen Millimetern liegt, muss auf das große Ganze, den Patienten, geachtet werden: Bewegt er sich, hat er Schmerzen oder Kreislaufprobleme? Muss er aufs Klo? Aus den Augenwinkeln muss deswegen das Wohlbefinden während der ganzen Behandlung im Blick behalten werden. Die Verfassung eines Patienten kann auch an den Augen abgelesen werden. Verdrehte Augäpfel, Rötung und geplatzte Äderchen verheißen nichts Gutes.

Das Kühlwasser, gemischt mit Speichel und Blut, spritzt Zahnarzt und Assistenz währenddessen durch die schnelle Drehung des Bohrers ins Gesicht. Im Laufe eines Arbeitstages kann die Schutzbrille mit ihren rot-weiß-gespränkelten Mustern immer wieder detailreiche Geschichten von Patientenschicksalen erzählen. Zahnärzte duschen deswegen gern auch nach der Arbeit.

Die kurze Szene eben lässt es erahnen: Der Gang zum Zahnarzt ist für viele Menschen immer noch ein ungeliebter. Schlechte Erfahrungen haben sich hier und da ins Hirn eingebrannt. Wie schlimm es wirklich ist, erfuhr ich im siebten Semester mit dem ersten Patientenkontakt. Als ich mit meinem weißen Kittel die Behandlungsbox betrat, saß da eine völlig eingeschüchterte und verzweifelte Person. Ich brauchte eine Weile, um zu begreifen, dass ich der Auslöser dafür war.

Obwohl eine Zahnbehandlung auf den ersten Blick immer noch martialisch anmutet, ist sie historisch betrachtet ein großer Fortschritt. Es hat lang gedauert, bis Erkrankungen des Mundraums so schonend und gezielt behandelt und vor allem auch verhindert werden konnten.[1] In keinem anderen Bereich der Medizin gibt es in der Vorbeugung von Erkrankungen derart erprobte Konzepte und Erfolge wie in der Zahnmedizin. Karieserkrankungen konnten durch die sogenannte Prophylaxe deutlich reduziert werden. 81 Prozent der Zwölfjährigen sind heute in Deutschland kariesfrei. Generell ging hierzulande seit dem Jahr 1989 die Karieserfahrung bei Erwachsenen deutlich zurück.[2]

Das ist keineswegs in jedem Land dieser Erde eine Selbstverständlichkeit. Zwar starb im Zeitraum zwischen 1998 und 2020 in Deutschland laut der Gesundheitsberichterstattung des Bundes kein Mensch an Karies, allerdings starben vier Menschen an einer Entzündung des Zahnfleischs beziehungsweise des Zahnhalteapparats, über den der Zahn im Kieferknochen verankert ist.[3] Infektionsherde an den Zähnen sind bei unterlassener Behandlung weltweit weiterhin eine mögliche Todesursache.[4]

Trotz der Gefahren für die Allgemeingesundheit, die vom Mundraum ausgehen können, musste reichlich Zeit vergehen, bis sich die Zahnmedizin als Fachgebiet in vielen Ländern etablieren konnte. Viel Leid und Elend müssen wohl in der Vergangenheit mit Erkrankungen der Zähne einhergegangen sein. Denn die Zahnarztphobie, also die Angst vor der zahnärztlichen Behandlung, scheint sich in das historische Gedächtnis der Menschheit gefressen zu haben und wird von Generation zu Generation weitergegeben. Klar ist, dass traumatische Erlebnisse beim Zahnarzt zu einer solchen Zahnarztphobie führen können.[5] Allerdings zeigt sich auch, dass Eltern ihre Angst an die eigenen Kinder weitergeben oder die Erzählungen anderer Phobiker sowie die Darstellung der Zahnmedizin in den Medien prägend sein können.[6]

Künstlerische Interpretationen aus den verschiedenen Epochen spiegeln stets die jeweiligen damaligen gesellschaftlichen Befindlichkeiten wider, drücken aus, was zu unterschiedlichen Zeiten wahrgenommen und gedacht wurde.

Bilder von Zahnbehandlungen – egal welcher Ära – haben dabei eines gemeinsam: Sie kommunizieren alle eine Urangst. Ob Aquarell, Kupferstich oder Ölmalerei: Es herrscht eine düstere Atmosphäre. Mit furchteinflößenden Zangen oder Meißeln wird noch drohend vor dem Patientengesicht gefuchtelt oder die Instrumente tun schon ihren qualvollen Dienst. Das Publikum ergötzt sich am Leid. Ein sadistischer Behandler lächelt dabei erfreut, der angsterfüllte und schmerzverzerrte Patient ist ihm ausgeliefert.

Das heutige Bewegtbild präsentiert die Zahnärzteschaft dagegen sehr unterschiedlich. Schon der zweite zahnärztliche Stummfilm *Laughing Gas* mit Charlie Chaplin zeigt im Jahr 1914 eine Zahnbehandlung in einer schwarzweißen Kurzfilmkomödie, also in einem absolut humoristischen Kontext. In der Rolle des tollpatschigen Chaoten heuert Chaplin als Assistent bei einem Zahnarzt an und sorgt dabei für jede Menge Durcheinander – Hammer- und Lachgasnarkose inklusive. In den Zwanzigerjahren hat Stan mächtig Zahnschmerzen. In der Kurzfilmkomödie *Lass sie lachen* finden sich Stan Laurel und Oliver Hardy als Dick und Doof deswegen nach einer unruhigen und schmerzerfüllten Nacht mit abenteuerlichen Extraktionsversuchen beim Zahnarzt ein. Eine ordentliche Überdosis Lachgas darf natürlich auch hier nicht fehlen. Leider wird am Ende bei Ollie ein symptomloser Zahn gezogen. Auf der Heimfahrt bringt das Duo im Vollrausch den Straßenverkehr durcheinander und raubt einem Streifenpolizisten den letzten Nerv.

Der Zahnarzt im Film kann allerdings auch anders. Unvergessen ist sicherlich die Folterszene in *Der Marathon-Mann*, in welcher der ehemalige KZ-Zahnarzt Dr. Szell den Zahn des Helden, gespielt vom jungen Dustin Hoffman, aufbohrt, um seinen Zahnnerv direkt stimulieren zu können. Eine perfide Methode, sein Opfer zum Sprechen zu bringen.

Und natürlich gibt es aus den Neunzigerjahren auch den Horrorklassiker *The Dentist 1*, in dem ein erfolgreicher Zahnarzt durchdreht, als er seine Frau mit dem Poolboy entdeckt, ein Massaker nach dem anderen anrichtet und schließlich in der Psychiatrie landet. In der Fortsetzung gelingt dem Zahnarzt die Flucht aus der Hochsicherheitseinrichtung und das Gemetzel geht wieder von vorn los.

Die gängigen Horrorklassiker machen 7 Prozent aus, aber insgesamt ist bei zahnärztlichen Szenen im Film ein deutlich humoristischer Trend erkennbar, wie eine Medienanalyse ergab. Stolze 82 Prozent der Zahnarztrollen finden sich demnach in Komödien.[7] Wer denkt da nicht gleich an *Inspector Clouseau*? Als sehbeeinträchtigter Zahnarzt mit dicken Brillengläsern verkleidet, verschafft er sich Zugang zu seinem von Zahnschmerzen gepeinigten Erzfeind, dem ehemaligen Chefinspektor Dreyfus, um sich selbst und ihn mit Lachgas zu berauschen und unter großem Gelächter den falschen Zahn in der Front zu ziehen. Ein wahrer Angriff auf die Lachmuskeln ist die Kurzfilmkomödie *Mr. Bean beim Zahnarzt*, in der sich der britische Comedian die Wartezeit mit einem Test des Equipments vertreibt und schließlich den Zahnarzt mit der Betäubungsspritze außer Gefecht setzt. Kurzer Hand legt Mr. Bean in seiner unvergleichlichen Weise selbst Hand an, wobei natürlich einiges schief geht. In der Filmgeschichte folgen viele weitere komödiantische Auftritte, so zieht sich in *Hangover* der vertrottelte und ansonsten eher gehemmte Zahnarzt Stu im Vollrausch einen Schneidezahn. Schließlich tauchen die ersten Zahnärztinnen in Filmen auf: Jennifer Aniston schlüpft beispielsweise in *Kill the Boss* in die Rolle einer nymphomanischen Zahnärztin, die ihren Assistenten sexuell belästigt.

Der zahnärztliche Beruf ist in der heutigen medialen Darstellung zum Großteil mit Humor und nicht mit Horror assoziiert. Studien zeigen, dass Humor und Lachen generell eine angstlösende Wirkung haben.[8] Kann Humor also auch die Zahnarztangst besiegen?

Noch nicht ganz: Die Grausamkeiten der Vergangenheit scheinen nach wie vor so präsent zu sein, dass 36 Prozent der potentiellen Patienten immer noch zittrige Knie bekommen, wenn ein Zahnarztbesuch bevorsteht, und lieber den Zahnschmerz ertragen oder sich mit Schmerzmitteln vollpumpen, als sich behandeln zu lassen.[9]

Frei nach dem Motto »viel hilft viel« sollte die humoristische Dosis in der Zahnmedizin womöglich also noch weiter erhöht werden, um den Horror weiter vergessen zu machen. Die historisch gewachsene Angst sollte endlich weichen, um den Blick frei zu machen auf eine spannende Fachdisziplin, die sich rasant und positiv weiterentwickelt. Einen Beitrag dazu soll auf wissenschaftlicher Basis dieses mit einem Augenzwinkern geschriebene Sachbuch über die Zahnmedizin leisten.

Zeitraffer Zahnmedizin

Die schwere Geburt einer Fachdisziplin

Die erste nachweisliche Zahnbehandlung in der Altsteinzeit fand vor circa 14.000 Jahren statt und kam erst im Jahr 2005 dank fleißig buddelnder Archeologen in Norditalien ans Tageslicht. Der stumme Zeuge des damaligen Eingriffs war ein unterer Backenzahn, der eindeutige Arbeitsspuren von angeschärften Steinwerkzeugen aufwies.[10] Dementsprechend archaisch muss wohl auch die Zahnbehandlung abgelaufen sein. Kopfkino: Ein kraftstrotzender, auffallend haariger Typ ist seit Wochen mit seiner Sippe unterwegs, um Nahrung aufzutreiben und zu jagen. Ganz nebenbei ist er bei Bedarf auch Zahnarzt. Sein ungewaschener Körper ist notdürftig mit miefenden Fellen bedeckt. Das Handwerk hat er an keiner Universität, sondern in einem Schnellkurs von seinem Vater gelernt. Die Instrumente werden nach jeder Behandlung wieder in einen schmutzigen Lederlappen eingewickelt. Eine Zwischenreinigung der kostbaren Werkzeuge in fließendem Bachwasser ist ausreichend. Als Behandlungsstuhl taugt der blanke Boden, Licht kommt nicht von der OP-Lampe, sondern von der Sonne. Unvorstellbar, welche Strapaze die Entfernung der Karies mit den steinzeitlichen Klingen gewesen sein muss.

Bei einer Onlinebewertungsplattform hätte der haarige Behandler wohl schlecht abgeschnitten: ein halber Stern, Notendurchschnitt 5,5. Dabei war er seinerzeit einer der Wenigen, die zu so einem Eingriff in der Lage waren. Ein echter Spezialist. Trotzdem würde er unter heutigen Maßstäben lediglich hinsichtlich der Erreichbarkeit punkten. Patient und Zahnarzt wohnten damals schließlich zusammen in einer Höhle.

Immerhin betrieben die Menschen auch in jener Zeit schon fleißig Mundhygiene. Die selbstgemachten und mehr oder weniger elastischen Zahnstocher wurden von so manchem so häufig in den Zahnzwischenräumen eingesetzt, dass sich dort Furchen an den Zähnen bildeten. Aber auf diese Weise konnten Zahnfleischentzündungen durch vor sich hin gärende Essensreste zwischen den Zähnen vermieden werden.[11] Nachdem sich die Menschheit die Mühe gemacht hatte, Zahnfäulnis zu entfernen, ließ die erste Füllung nicht lange auf sich warten. Irgendwie musste das Loch im Zahn ja auch wieder zugemacht werden, damit es beim Essen nicht ständig muckte und der Zahn halbwegs stabilisiert wurde. Eine erste steinzeitliche Füllung entstand vor circa 13.000 Jahren in der heutigen Toskana. In die gereinigten Löcher wurde ein Gemisch aus klebrigem Bitumen, also einer teerartigen Masse, Pflanzenfasern und wahrscheinlich Haaren eingebracht.[12]

In Pakistan wurde vor circa 7.500–9.000 Jahren schon ziemlich routiniert in die Zähne gebohrt, und zwar mit einem Bohrer, der von einem Bogen angetrieben wurde und mit einer Feuersteinspitze versehen war. In einem Grab fand man an neun Schädeln von Erwachsenen insgesamt elf gesetzte Bohrlöcher.[13]

Einer der ersten Dentalmaterialhersteller betrat vor 6.500 Jahren die Bühne, nämlich ein wilder Bienenstock. Denn in Slowenien wurden zu dieser Zeit Füllungen aus Bienenwachs gefertigt.[14] Bei der Anwendung sicherlich ein dankbares Material: Zwischen zwei Fingern erwärmt und geknetet ließ es sich bestimmt einfach in das Loch stopfen, an die Gegenbezahnung anpassen und glattstreichen. Ob eine Bienenwachsfüllung jedoch wirklich lange hielt, werden wir wohl nie erfahren.

Viel Arbeit bekamen die prähistorischen Zahnärzte vermutlich erst später in der Jungsteinzeit (5.600–2.200 v. Chr.), nachdem sich Ackerbau und Viehzucht an einem festen Wohnsitz etabliert hatten und sich die Aufnahme von Zuckermolekülen in Form von Getreide und Milch deutlich erhöht hatte.[15]

Die wahre Ursache für faulende und schmerzende Zähne blieb viele Jahre ein Geheimnis. Dass kleine, für das menschliche Auge unsichtbare Kerlchen verantwortlich waren, wusste lange Zeit niemand. Und wie der Mensch eben so ist, musste daher ein anderer Artgenosse als Übeltäter herhalten: der völlig unschuldige Zahnwurm. Irgendjemand musste es ja schließlich gewesen sein. Wenn es um die Frage der Schuld geht, sind der Fantasie scheinbar keine Grenzen gesetzt. Wo der Zahnwurm erstmals in seine Rolle als Verantwortlicher für Karies und Zahnschmerz schlüpfte, ist strittig. Es finden sich Quellen, die von einer mesopotamischen Überlieferung von 5.000 v. Chr. ausgehen. Mesopotamien war eine der ersten menschlichen Hochkulturen, die um die Flüsse Euphrat und Tigris im heutigen Irak und Syrien entstanden ist.[16] Andere datieren den Beginn der Welttournee des Zahnwurms erst auf das Jahr 1.800 v. Chr.[17] Die auf Steintafeln dokumentierte Geschichte soll folgendermaßen abgelaufen sein: Der Zahnwurm fragt den Gott Ea, wovon er sich ernähren soll. Der bietet ihm wohlwollend Feigen, Aprikosen und Apfelsaft an. Aber der Zahnwurm lehnt erbost ab, will lieber zwischen den Zähnen und dem Zahnfleisch wohnen und das Blut der Zähne speisen. Ein Mythos ist geboren, der sich im Laufe der Zeit in vielen Kulturen wiederfinden wird. Je nach Land sieht der Wurm wie ein Aal oder eine Made aus, ist rot, blau oder grau.[18] Aufgrund der Diagnose »Dämonischer Zahnwurm« wurde die Zahnbehandlung zuerst von Magiern oder Priestern mit Salben, Tränken und Rauch, nicht aber von approbierten Zahnärzten durchgeführt. Sie versuchten den armen Wurm mit religiös anmutenden Austreibungspraktiken zu verfluchen und mit Rezepturen zu vertreiben.[19]

So richtig helfen konnten die altehrwürdigen mesopotamischen Zahnärzte ihren Patienten anscheinend noch nicht wirklich. Studien an menschlichen Überresten zeigten desolate Gebisse. Vor allem der Abrieb der Zähne, die sogenannte Abrasion, wirkte sich zerstörerisch aus. Die gemahlenen Nahrungsmittel waren womöglich derart mit Steinchen verunreinigt, dass sich die Zahnhartsubstanz der meisten Mesopotamier (95 Prozent) im Laufe eines Lebens schnell und massiv abnutzte. Jeder kennt es von einem windigen Tag an einem Sandstrand: das Knirschen zwischen den Zähnen beim genüsslichen Kauen eines Sandwichs. Dieses Gefühl hatten die Einwohner Mesopotamiens also womöglich täglich. Karies lag bei den toten Studienteilnehmern lediglich in 2 Prozent der Fälle vor. Allerdings waren Entzündungen des Zahnhalteapparats dafür bei 42 Prozent schon stark vertreten.[20]

Auch in der ägyptischen Hochkultur, die circa 3.000 v. Chr. um den Nil entstanden war, sah es mit echten Zahnbehandlungen und gezogenen Zähnen noch mau aus,[21] selbst wenn aus dieser Zeit der erste namentlich bekannte Zahnarzt der Menschheitsgeschichte, Hesire, stammt.[22] Er soll am Hofe des Pharaos seinen Dienst geleistet haben, wobei gerade das Lächeln der Pharaonen und ihrer Untertanen von einem miserablen Gebisszustand geprägt gewesen sein muss. Die Gebisse der Pharaonenmumien sind auf Röntgenbildern von Knochenabbau gezeichnet, das Resultat massiver Entzündungen. Die Zähne waren meist nur noch abgekaute Stummel.[23]

Denn auch im alten Ägypten kam es durch steiniges Brot zu einer enormen Abnutzung der Zähne, so stark, dass oftmals bereits das innere Weichgewebe eröffnet war. Jeder Biss muss schmerzhaft gewesen sein. Auch hier trieb der Zahnwurm also sein vermeintliches Unwesen.[24] Die Zahnmedizin dieser Epoche beschränkte sich deswegen bei der lebenden Bevölkerung wahrscheinlich auch nur auf Beschwörungsformeln und angerührte Pasten beziehungsweise Mundwässerchen. Die ägyptischen Zahnärzte behandelten nicht wirklich die Zähne, sondern versuchten beispielsweise ausgerechnet mit stark zuckerhaltigen Honiggemischen Zahnlöcher zu stopfen und Schmerzen zu lindern.[25] Die Patienten müssen hocherfreut gewesen sein, dass den Kariesbakterien auch noch ordentlich Futter gegeben wurde, um ihr ätzendes Werk erfolgreich weiterzuführen. Wir merken außerdem: Die Bienen bleiben ein wichtiger Dentalmaterialhersteller.

Dank Grabräubern sind einige der ältesten medizinischen Schriften in Form von Papyrusrollen für die Nachwelt erhalten geblieben. In den Papyri Ebers und Smith werden zwar Zahnpasten, Heilmittel sowie Methoden zur Zahnstabilisierung und zur Behandlung von Eiteransammlungen, sogenannten Abszessen, inklusive magischer Sprüche beschrieben. Rekonstruktive beziehungsweise chirurgische Maßnahmen wurden womöglich aber nur bei den Toten durchgeführt, um diese für das Leben danach fit zu machen.[26] In der späteren Antike werden in Ägypten Löcher im Zahn etwa auch mit Knoblauch und Kümmelsamen gefüllt.[27]

Der Zahnwurm ist hartnäckig und hat es geschafft, bis in die Gegenwart in den Köpfen der Menschen zu überdauern. Eindrucksvoll zu sehen ist eine heutige Vertreibung des Zahnwurms in drei äußerst interessanten indischen Filmbeiträgen auf YouTube. Ein Video vom 16. Juli 2018, aufgenommen in Indien, zeigt eine Frau, die zwei Wattebäuschchen links und rechts in den Mund eines Kindes einlegt. Der verdutzte Junge bekommt noch einen knorrigen Ast in die Hand gedrückt. Nach nur fünf Minuten werden die Wattebäuschchen, in denen sich mittlerweile ein Zahnwurm eingenistet hat, wieder entnommen. Die Nachfrage bezüglich einer Zahnentwurmung scheint weiterhin da zu sein: In zwei Kommentaren wird nach der Adresse gefragt, um sich ebenfalls behandeln lassen zu können.[28]

In einem weiteren indischen YouTube-Video vom 27. Juli 2018 ist zu sehen, wie gleich zwei Zahnwürmer nur mit einer dünnen Pflanzenwurzel aus dem Mundraum vertrieben werden.[29] Dass Zahnwürmer einfach in eine Kräutermischung ausgeatmet werden können, ist in einem Video vom 4. Juni 2020 zu sehen.[30] Was hätte ich nur für die Rezeptur gegeben! Ich wäre mehr im Garten beim Kräuterpflanzen und -pflegen gewesen als beim Arbeiten in der Zahnarztpraxis. Endlich mehr frische Luft!

In meinen zehn Berufsjahren als Zahnarzt habe ich kein einziges Mal den Zahnwurm gesehen. Auch eine Lupenbrille und ein OP-Mikroskop haben dabei nicht geholfen. Dieses Biest war einfach immer zu schnell für mich. Wären mir solche alternativen Behandlungspraktiken nicht verborgen geblieben, hätte ich immer viel früher Feierabend machen können. Die Behandlungszeit lässt sich mit diesen Methoden auf ein Minimum reduzieren. Der Materialeinsatz ist absolut überschaubar. Nur mit der Abrechnung bei den Krankenkassen wäre es wohl schwierig geworden …

Jetzt kommt der Schock: Wie sich herausstellt, ist der Zahnwurm gar nicht böse, sondern ein ganz Lieber. Dank moderner Wissenschaft ist es jetzt amtlich: Er wurde zu Unrecht von den babylonischen Magiern verflucht. Das zeigte im Jahr 2012 eine Studie der Universität Hongkong.[31] Sie stellte in 13 zufällig ausgewählten

Kindergärten in Singapur an 1.782 Kindern zwischen drei und sechs Jahren fest, dass der von den Eltern gepflegte Glaube an den Zahnwurm tatsächlich mit weniger Karies einhergeht. Der einfache Grund: Kinder, die an den Zahnwurm glauben, putzen sich häufiger die Zähne mit fluoridhaltiger Zahnpaste als die Kinder, die nicht an ihn glauben. Damit ist der Zahnwurm nach wahrscheinlich über 7.000 Jahren endlich vollständig als verkannter Pionier der Zahnprophylaxe rehabilitiert.

Die alten Griechen brachten die ersten Superstars der Medizingeschichte hervor. Hippokrates (460–380 v. Chr.)[32] und der Philosoph und Universalgelehrte Aristoteles (384–322 v. Chr.)[33] lenkten unter anderem auch die Zahnmedizin erstmals in die wissenschaftliche Richtung und versuchten, dem anatomischen Aufbau, den Symptomen und vor allem den Ursachen für Erkrankungen von Zahnfleisch und Zähnen auf den Grund zu gehen. Auf dieser Basis entwickelten sie auch Behandlungsmethoden gegen die Karies, die unter anderem ausgebrannt wurde, und Heilmittel gegen Zahnfleischerkrankungen. Eine chirurgische Entfernung von Zähnen sahen sie kritisch: Das Herausziehen lockerer Zähne mit dem Finger statt einer kraftvollen Extraktion mit der Zange wurde empfohlen.[34] Es lief gut für die Zähne im goldenen Zeitalter.

Nach der Eroberung des griechischen Imperiums durch die Römer stibitzten diese das gesammelte medizinische Wissen der Griechen. Der Römer Celsus (25 v. Chr.–50 n. Chr.) publizierte auf dieser Grundlage ein Kompendium, in dem er unter anderem erstmals die Notwendigkeit der Zahnreinigung beschreibt und damit zu einem – der Zahnwurm möge es verzeihen – echten Vorreiter der Prophylaxe wird.[35] Auch seiner Meinung nach sollten Zahnextraktionen vermieden werden, raue und schwarze Stellen an den Zähnen sollten abgekratzt und mit einer Mischung aus zerquetschten Rosenblättern, Galläpfeln und Myrrhe behandelt werden.[36] Die Füllung von Löchern in den Zähnen mit Holz, Blei oder auch Gold ist ebenfalls überliefert. Als Mittel gegen Zahnschmerzen dienten in dieser Epoche opiumhaltiger Mohntee, Haschisch oder Nachtschattengewächse.[37]

Der nächste medizinische Tausendsassa im Römischen Reich war Galen (circa 128/131–199/216 n. Chr.).[38] Er beschrieb zur Behandlung von Zahnschmerzen die Trepanation, das Aufbohren des Zahns, und die Einlage von Heilmitteln durch die Bohröffnung in das Innere des Zahns. Auch für ihn war die Entfernung von Zähnen nur der letzte Ausweg. Galen führte den prophylaktischen Gedanken fort und überlieferte mehrere Rezepturen für Zahnpasten.[39]

Von den eroberten Etruskern lernten die Römer, wie Zahnersatz, also Kronen, Brücken und Prothesen, hergestellt werden. Heute wird Wissen durch eine systematische Literaturrecherche gesammelt und verfügbar gemacht. Die alten Römer dagegen trugen das zahnmedizinische und zahntechnische Know-how gewaltsam durch Raubzüge und Belagerungen zusammen.[40] Zwar gab es die präzise Berufsbezeichnung Zahnarzt bei ihnen noch nicht wirklich, aber die römische Expansionspolitik bringt uns womöglich zum ersten namentlich genannten Zahnarzt, der mit seinem Kunsthandwerk nur auf die Behandlung von Zahnerkrankungen und die Herstellung von Zahnersatz spezialisiert war: Cascellius.[41] Dentalhandwerker wie er waren im Römischen Reich häufig griechische Sklaven. Machten diese für ihren Herrn und sein Umfeld einen guten Job, konnten sie durchaus mit der Freiheit belohnt werden. Außerdem brummte der Handel mit Zahnpasten und Medikamenten. Ein Verkaufsschlager war importierter spanischer Urin zum Gurgeln, um die Zähne weiß zu machen.[42]

Mit dem Untergang des Römischen Reiches versank auch die medizinische Versorgung Westeuropas im Chaos. Während sich im Orient die arabisch-persische Medizin stetig weiterentwickelte[43] und die Zahnpflege im Islam zum festen rituellen Bestandteil wurde,[44] verwahrten die christlichen Mönche das antike Heilwissen der Griechen und Römer exklusiv hinter Klostermauern, vervielfältigen die Schriften und kultivierten mithilfe des Klostergartens je nach regionalem Klima altbekannte und neue Rezepturen. Weil sie so ihrer christlichen Nächstenliebe nachkommen wollten, war die medizinische Ausbildung und die Versorgung der Bevölkerung bald fast ausschließlich in der Hand der Ordensleute: die Geburt der Klostermedizin.[45]

Daher gab es im Mittelalter durchaus Rezepturen und Methoden der Zahnhygiene.[46] Allerdings kam es vor allem in der ländlichen Binnenbevölkerung durch die vermehrte Ernährung mit kultiviertem Getreide, sprich Kohlenhydraten, also Zucker, auch zu einem Anstieg der kariösen Zähne.[47] Zahnschmerzen wurde mit Kräutermischungen und Gebeten, aber auch mit dem berühmt-berüchtigten Aderlass beizukommen versucht. Eine aktive Behandlung der Zähne fand nicht statt.[48]

Ganz anders im weit entfernten China. Dort wurde im Jahr 659 n. Chr. das erste Mal der Einsatz einer Silberpaste zum Füllen von Zähnen beschrieben. Ein Vorläufer des sogenannten Amalgams kam also schon im Mittelalter zum Einsatz.[49] Noch heute ist die Amalgamfüllung die offizielle Kassenfüllung für Erwachsene in Deutschland.

In Europa wurde unterdessen ein immer größerer Kult um Apollonia von Alexandria betrieben. Der Legende nach wurden ihr vor ihrem jungfräulichen Märtyrertod im Rahmen einer Christenverfolgung in Alexandria im Jahr 249 n. Chr. alle Zähne ausgeschlagen. Sie hatte sich geweigert, ihrem Glauben abzuschwören. Apollonia richtete sich anschließend selbst im Feuer, bevor es ihre Peiniger tun konnten. Bis zum heutigen Tag ist die Gefolterte Schutzheilige der Zahnleidenden und der Zahnärzteschaft.[50] Eine verstümmelte Jungfrau repräsentiert also einen Berufsstand – was für ein Omen für Generationen von Angstpatienten …

War buchstäblich der Wurm drin im Gebiss, mussten sich die kirchlichen Ärzte des Mittelalters vom Jahr 1130 an vornehm zurückhalten. Durch das Edikt von Clermont unter Papst Innozenz wurde es Geistlichen und Ordensleuten nämlich offiziell verboten, als Ärzte tätig zu sein.[51] Sie sollten sich wieder auf ihre theologischen Aufgaben konzentrieren.[52] Genesen konnte man ohnehin nur durch den Willen Gottes.[53] Krankheit wurde demensprechend als Strafe Gottes gesehen, Leid als unvermeidbarer Teil der menschlichen Existenz. Das Gebet rückte wieder mehr an die Stelle der blockierten medizinischen Entwicklung.[54] Während heute Gesundheitsministerien sowie ihre Institute, Bezirksverbände, Kammern, kassenärztliche Vereinigungen und mehrere Krankenkassenverbände mit unbeschreiblichem Aufwand und einem Tross von Angestellten, Beamten, Wissenschaftlern, Funktionären und Politikern versuchen, die Geschicke der Medizin und Zahnmedizin zu lenken, brauchte man zu jener Zeit nur die römisch-katholische Kirche und ihre theologischen Oberhäupter, um Entscheidungen zu treffen.

Nach dem Konzil von Tours unter Papst Alexander III. durften Ärzte ausdrücklich keine sogenannte Blutschuld mehr eingehen, also nicht durch einen chirurgischen Eingriff verantwortlich für den Tod eines Menschen werden.[55] Daraus resultierte die bis heute anhaltende Trennung der Inneren Medizin, die auf der Gabe von Heilmitteln beruht, und der Handwerkschirurgie.[56] Die Chirurgie, nach dem griechischen Wort *cheirurgía*, also Handwerk, benannt, wurde damit zu ihren Ursprüngen degradiert und auch nicht an den mittelalterlichen Universitäten gelehrt.[57] Insbesondere die Entfernung von Zähnen wurde als niederer handwerklicher Dienst abgetan. Das als heidnisch gewertete Wissen der antiken Griechen und Römer wurde außerdem oft abgelehnt.[58] Das abendländische Mittelalter profitierte also nicht von den wertvollen Erkenntnissen.

Es folgten wirklich keine guten Zeiten für die Zahnhartsubstanz. Die zahnärztliche Epoche der Bader, Barbiere, Schmiede und umherreisenden Quacksalber mit jeder Menge Aberglauben im Gepäck begann. Die »Zahnärzte« des Mittelalters gingen auch unter den Begriffen »Zahnbrecher« und »Zahnreißer« in die Geschichte ein.[59] Und die Namen waren Programm …

Das – wie wir mittlerweile wissen – zu Unrecht verteufelte Zahnwürmchen betritt in dieser dunklen Zeit wieder vermehrt die Bühne und das als missinterpretierter Dämon. Die Geschichte eines mittelalterlichen Zahnwurms, die sich so oder so ähnlich abgespielt haben könnte, sei deswegen an dieser Stelle beispielhaft erzählt.

Exkurs ins Mittelalter

Die große Show mit dem Zahnwurm

Vorhang auf für die ungewollte Verwechslungskomödie einer Fleischmade, die auf dem Marktplatz einer mittelalterlichen Stadt Protagonistin eines »zahnärztlichen« Schauspiels werden sollte.

In einen noch warmen Wildschweinkadaver im Wald war von einer dicken Fleischfliege ein Ei abgelegt worden. Nach kurzer Zeit schlüpfte aus dem kleinen Ei unser vermeintliches Zahnwürmchen: eine Fleischmade. Die wurmförmige Larve labte sich an dem fauligen Fleisch des Ebers und war gerade dabei, dick und fett zu werden, als sie urplötzlich von einer ungepflegten Hand aus ihrem toten Nest gepflückt wurde.

»Na kommt schon, ihr kleinen Biester. Seid ihr bereit für euren großen Auftritt?«, fragte der Mensch, dem die Hand gehörte. Mit zwei ungeschnittenen und schmutzigen Fingernägeln, einer Pinzette gleich, pickte er unsere arme Made gezielt aus dem Kadaver heraus und verfrachtete sie zusammen mit anderen Artgenossen in eine dunkle Holzschatulle. Mit der gefräßigen Ruhe und dem warmen Platz an der Sonne war es für sie nun vorbei.

»Hüh, lauft, ihr alten Gäule!« Die Peitsche knallte und schon ging es über Stock und Stein auf unbefestigten Waldwegen bis zur nächsten Stadt, in der die armen Patienten des Zahnreißers, denn das war der Madendieb, warteten.

Unter ihnen war auch die 25-jährige Bäuerin Ava. Sie litt bereits seit langem unter Zahnschmerzen, hatte das leichte Ziehen im Zahn erst ignoriert, bis es stärker wurde und schließlich die ganze linke Gesichtshälfte anfing, stechend zu pulsieren. Zunächst hatte sie versucht, den Zahnwurm mit einer glühenden Kräutermischung auszuräuchern. Stundenlang war Ava mit offenem Mund über dem Rauch gesessen, hatte nur zum Atmen den Kopf kurz zur Seite gedreht. Eine Nachbarin hatte ihr den Tipp gegeben. Außer einer Kiefersperre und Kopfschmerzen hatte das

Räucherbad allerdings keinen Effekt gehabt. Auch das Gurgeln mit einem selbstgebrauten Mundwasser aus Salbei und Minze nach einem Rezept ihrer verstorbenen Mutter hatte die Schmerzen nicht lindern können. Der obere rechte Backenzahn war so abgerieben, dass das innere Weichgewebe offen lag und Bakterien über den Zahn den Knochen infiziert hatten. Der Zahn schwamm mittlerweile auf Eiter. Der Druck der Entzündung war kaum noch auszuhalten.

»Bete zur Heiligen Apollonia, mein Kind. Wenn Dein Herz rein ist, wird Dich der Heilige Geist erlösen«, hatte der Pfarrer Ava geraten.

»Heilige Apollonia, stille meinen Schmerz. Gib mir die Kraft, mein Leid zu ertragen und geheilt zu werden«, murmelte die verzweifelte Frau ununterbrochen, fokussierte dabei eine geschnitzte Heiligenfigur. All die Gebete halfen nicht: Der Zahnwurm hatte sich anscheinend zu tief und fest in Avas Zahnmark verbissen und ließ sich so schnell nicht wieder vertreiben. Ava legte die Heiligenfigur beiseite und weinte.

Während sich die kleine Fleischmade mit ihren Geschwistern, gefangen in einer Holzschatulle, der Stadt näherte, dämmerte der Bäuerin, dass es keinen anderen Ausweg gab: Der Zahn war ein Fall für den Zahnreißer.

»Warum diese Prüfung?«, klagte sie jetzt. Ihr schauderte beim Gedanken an das demütigende und schmerzhafte Schauspiel, das sie erwartete. Ein einziges Mal war sie Zuschauerin gewesen. Das hatte ihr gereicht.

Schnell hatte sich in der Bevölkerung herumgesprochen, dass der Zahnreißer in der Stadt war. Mit Meißel und Zange klappernd war der schwarz gekleidete Wanderheiler mit seinen fettigen, langen Haaren durch die verdreckten Gassen gelaufen, um seine Dienste auf dem Marktplatz anzupreisen: »Hört, ihr Leute, Bruno ist da, um den Zahnwurm zu vertreiben und euch von seinem dämonischen Schandwerk, der Fäulnis in euren Mäulern, zu befreien.«

Es war soweit, der Marktplatz hatte sich mit Schaulustigen gefüllt. Auch Ava befand sich darunter. Die Menge begann zu johlen, als der verrohte Bruno die Bühne betrat und schrie: »Lasst uns den vermaledeiten Zahnwurm verjagen, das abscheuliche Biest mitsamt seiner verfaulten Höhle herausreißen!«

»Raus mit der Ausgeburt der Hölle!«, brüllte eine vom Leben gezeichnete Frau, wobei zahlreiche Zahnlücken beim Wort »Hölle« zum Vorschein kamen.

»Ja, reiß den Dämon heraus!«, lispelte ein zahnloser Alter. Sein Gesicht war eingefallen, die Haut faltig und von Sonne gegerbt.

Bruno sorgte nun mit Handzeichen wieder für Ruhe und fragte: »Welche arme Seele ist auf der Suche nach Erlösung? Meine Zange und mein Meißel sind bereit.«

Gespannt wartete die Meute, wer so schmerzgeplagt und verzweifelt war, um sich in die Hände des Metzgers Bruno zu begeben. Eingeschüchtert hob Ava ihre Hand. Prompt löste sie damit ein Grölen und Johlen der Menschenansammlung aus. Langsam bahnte sich die Bäuerin den Weg in Richtung Bühne. Ihre Knie zitterten. Dort angekommen, begrüßte Bruno sie mit einem kräftigen Handschlag und zog sie im gleichen Zug ruppig zu sich aufs Podium.

»Lass mich sehen, wo sich der Dämon eingenistet hat«, verlangte Bruno nun. Zaghaft öffnete Ava ihren Mund. Kaum stand dieser ein Fingerbreit offen, half der Zahnbrecher mit seinen verdreckten, fleischigen Fingern nach, riss ihn mit der rechten Hand vollends auf und drückte gleichzeitig Avas Kopf nach hinten, um das Sonnenlicht in die dunkle Höhle einfallen zu lassen.

Bruno brauchte nicht lange, um den schuldigen Backenzahn ausfindig zu machen. Er schloss ein Auge, um sich auf seine Aufgabe zu konzentrieren, und klopfte mit seinem Zeigefinger einen Zahn nach dem anderen ab, bis Ava vor Schmerz aufschrie.

»Dort hat sich der verdammte Dämon also eingenistet! Du wirst mir nicht entkommen!«, versprach Bruno nun der gebannten Menschenmenge, die sogleich einen Sprechchor anstimmte: »Raus mit dem elenden Biest!« Während Straßenmusikanten fröhliche Tanzmusik spielten, raunte Bruno Ava zu: »Erst mein Geld, dann sauf das zur Erleichterung.« Er hielt ihr eine hölzerne Trinkflasche entgegen. Die gepeinigte Bäuerin legte mehrere Münzen in Brunos linke Hand. Es war ein halber Monatslohn. Daraufhin öffnete der Zahnreißer die verkorkte Flasche in seiner rechten mit den Zähnen und reichte sie seiner Patientin.

»Trink mindestens die halbe Flasche, auch wenn es dir schwerfällt«, gab Bruno Anweisung. Ava schmeckte sogleich den unerträglich bitteren und stark alkoholhaltigen Trank. Mit Mühe schluckte sie, bis ihr leicht übel wurde. Wenig später folgte eine apathische Benommenheit. Kurzerhand buxierte Bruno seine Patientin auf einen Stuhl, hinter dem sein Lehrling Amaury stand. Dieser fixierte von hinten Avas Kopf und Oberkörper.

»Whuaaa«, brüllte Bruno unvermittelt. Er hatte sich eine katzenhafte, diabolisch wirkende Maske mit spitzen Zähnen und roten Augenumrandungen aufgesetzt. Der Schreck pumpte Adrenalin in Avas Körper. Und dann ging alles ganz schnell: Bruno zückte seine Zange, setzte, so gut es eben ging, am Zahn an, rutschte einmal ab, fixierte ihn blitzschnell und unbeirrt von den Schmerzenslauten seiner Patientin erneut, um diesen mit vier kräftigen Schwenkbewegungen inklusive des Zahnfleischs und des Knochens herauszureißen. Ava sackte währenddessen in eine intensive Ohnmacht. Siegreich hielt Bruno den Zahn mit dem umliegenden Gewebe in Richtung Zuschauer.

»Wollen wir mal sehen, wo sich die kleinen Teufel eingenistet haben«, tönte Bruno triumphierend, setzte sich die Maske ab und gab der grölenden Menge ein Zeichen, sich wieder zu beruhigen. Er zeigte eine leere Holzschatulle. Sie sah verdächtig nach der aus, in der er zuvor die Fleischmaden aus dem Wald aufbewahrt hatte. Er ließ diese im Publikum umherreichen. Jeder konnte sehen, dass es sich um eine ganz normale, kleine Holzschatulle handelte. Die Leute im Publikum klopften prüfend auf dem leeren Behältnis herum, glotzten in jeden Winkel, begrabschten einer nach dem anderen die gesamte Oberfläche. »So, das reicht! Wollen wir die Satansbrut nun austreiben?«

»Jaaaaa, treib den dreckigen Wurm heraus aus seinem Versteck!«, schrie der zahnlose Alte, bevor alle anderen aufgeregt mit einstimmten: »Treib ihn aus, treib ihn aus!«

Bruno zeigte der Menge abermals die leere Holzschatulle, löste langsam seinen Zangengriff und ließ demonstrativ den herausgerissenen Zahn vor den Augen der Zuschauer hineinfallen. Er platzierte sie auf einem kleinen Tisch, der eilig von seinem Lehrling Amaury in die Mitte der Bühne gestellt worden war. Nun stopfte sich Bruno unter den gespannten Blicken der Zuschauer in aller Ruhe eine Pfeife. Ihr geschnitzter Holzkopf hatte die Gestalt jener katzenhaften Fratze, die er während des Zahnreißens als Maske auf der Nase gehabt hatte. Dicker Rauch stieg auf, nachdem Amaury den garstigen Pfeifenkopf mit einem brennenden Zweig entzündet hatte. Kräftig zog Bruno an seiner Pfeife, so kräftig, dass sich die Bühne in feinen Nebel hüllte. Er näherte sich der Schatulle, blies einen ordentlichen Rauchschwall hinein und verschloss diese blitzschnell mit einem Deckel.

»Heilige Apollonia, steh uns armen Sündern bei und vertreibe diese Ausgeburt der Hölle aus ihrer Höhle. Gib mir die Kraft, mich ihr zu stellen und sie ein für allemal zu vernichten!«, betete Bruno laut mit geschlossenen Augen. Immer wieder flehte er zu der Schutzheiligen und hielt dabei seine beiden Hände kampfbereit über das verschlossene Gefäß. »Zeig Dich, Du elender Dämon!«

Urplötzlich neigte Bruno seinen Oberkörper in Richtung Schatulle, riss mit der linken Hand den Deckel beiseite, um mit seinen Fingernägeln des rechten Daumens und Zeigefingers etwas blitzschnell herauszupicken.

»Hier ist das Biest!«, triumphierte Bruno. Er sprang vom Podest, eilte mit einem gelblichen Wurm, der zwischen seinen Fingern zappelte, durch die Menschenmenge. Ein kollektives Raunen machte sich breit, viele schreckten zurück, als sich der mittelalterliche »Zahnarzt« mit dem kleinen Dämon näherte. Eine Gruppe von Mädchen kreischte vor Entsetzen, was Bruno sichtlich Spaß bereitete.

»Töte es, töte es«, verlangten die Zuschauer nun, sodass sich der Dämonenaustreiber wieder hastig auf den Weg zurück zur Bühne machte. Für dieses Mal gab es genug Augenzeugen für die Existenz des Zahnwurms.

»Lassen wir den Dämon brennen!«, brüllte Bruno. Sogleich eilte Amaury mit einem glühenden Span und einem Metallspieß herbei. Vorsichtig legte sein Meister die arme Fleischmade alias »Zahnwurm« auf das Tischchen, entriss Amaury den Spieß und hackte damit zielsicher auf den Larvenkörper ein. Die Menge schrie vor Begeisterung, als er den aufgespießten Körper in die Höhe hielt und dabei immer wieder zufrieden nickte.

»Brenne, Dämon!«, donnerte Bruno der aufgespießten Fleischmade entgegen und streckte gleichzeitig fordernd seine freie linke Hand in Richtung Amaury. Sofort reichte ihm dieser, bestens trainiert, den Span. Bruno griff zu und fackelte nicht lange. Der Larvenkörper verbrannte in wenigen Sekunden bis zur Unkenntlichkeit. Die Meute jubelte und klatschte und trampelte so laut, dass auch die arme Ava auf dem Behandlungsstuhl wieder benommen zu sich fand.

Wenige Minuten später war die große Show mit dem Zahnwurm vorbei. Heute fand sich kein anderer Patient mehr, der bereit war, ungewollt bei Brunos fein getakteter Inszenierung mitzuspielen. Allmählich zerstreute sich die schaulustige Horde. Es gab nichts mehr zu sehen.

»Nur eine heute«, raunte Bruno Amaury unzufrieden zu, »daher gibt es für dich nur die halbe Ration!«

Wütend kippte der Zahnreißer die verbrannten Überreste des Zahnwurms samt Zahn und Gewebe hinter die Bühne und verstaute die Schatulle neben einer exakt gleich aussehenden, in der weitere »Dämonen« auf ihren Einsatz warteten, in einer großen Kiste. Nach und nach wanderte die gesamte Bühnenausstattung hinein. Alles hatte dort sein Plätzchen. Der Wagen war schließlich gepackt und es ging ins nächstgelegene Wirtshaus.

Und während sich der Meister und sein Lehrling mit einem Bier erfrischten, labte sich eine Fleischmade, die das Glück gehabt hatte, nicht als Opfer auserkoren worden zu sein, hinter der Bühne am Zahnfleisch Avas. Bald wurde sie zu einer dicken, fetten Fleischfliege und flog davon. Ava jedoch starb einige Tage später am Wundbrand.

Dentale Lichtblicke

Die Zahnmedizin wird zur Wissenschaft

Halt! Es gibt noch Hoffnung für die Zahnmedizin. Nicht im ganzen ehemals Römischen Großreich verschwand im Mittelalter das medizinische Wissen der Antike. Während der westliche Teil nach der Trennung 395 n. Chr. zerfiel und das Know-how der alten Griechen und Römer verloren ging beziehungsweise hinter Klostermauern schlummerte, stabilisierte sich im Osten das Byzantinische Reich mit der von Kaiser Konstantin gegründeten Hauptstadt Konstantinopel und begann zu florieren. In diesem griechisch-christlich geprägten Vielvölkerstaat wurde das medizinische Wissen der Goldenen Epoche gehegt und gepflegt[60] und durch die engen Handelsbeziehungen und die geografische Lage Konstantinopels auch in den Orient an die arabisch-islamischen und die jüdisch-hebräischen Kulturen weitergegeben, die zu dieser Zeit einen intensiven Dialog miteinander führten.[61] Ebenso kamen neue medizinische Kenntnisse aus dem orientalischen Raum hinzu.[62] Natürlich war auch die Medizin dieser Tage noch verwoben mit Magie und Religion – gerade dann, wenn man keine wirksamen Therapien kannte. Das alte medizinische Wissen der Antike wurde aber fortlaufend auf seine Wirksamkeit überprüft und bei positiven Erfahrungen konsequent genutzt und weiterentwickelt. Die organisierte Medizin erlebte einen regelrechten Boom.[63]

Auch Frauen wurden zu Ärztinnen ausgebildet und praktizierten.[64] Die Behandlung mit Heilmitteln und die Chirurgie gaben sich die Hand und waren nicht voneinander getrennt. Ein öffentliches Gesundheitswesen entstand, in dem sich die Krankenhausmedizin und die Pflege etablierten.[65] Womöglich beeinflusste nicht nur der Glaube an Jesus Christus als Heiler diese Entwicklung, sondern auch der Gott der Heilkunst, Äskulap, hatte dabei noch seine Finger im Spiel. Im griechisch geprägten Byzanz erfreute sich Äskulap großer Beliebtheit und die Tempel waren im Gegensatz zu jenen im weströmischen Reich immer auch exklusive Aufnahmestätten für Patienten gewesen. Die Nutzung der Äskulap-Tempel wurde im Byzantinischen Reich also per se anders gehandhabt, weswegen diese womöglich entscheidende Vorläufer sind für die Entwicklung von Krankenhäusern.[66]

Ursprünglich von Ordensfrauen ausgeführt, etablierte und professionalisierte sich der Beruf der Krankenschwester und später des Krankenpflegers.[67] Nicht zu vergessen die Zahnmedizin und die Oralchirurgie: Zähne konnten chirurgisch entfernt oder kieferorthopädisch verschoben, Kiefer wieder eingerenkt werden.[68] Spezielle zahnmedizinische Instrumente wurden entwickelt, mit denen Zähne gezogen und Entzündungen im Kieferknochen therapiert, Zysten beseitigt, Kieferbrüche operiert und Erkrankungen des Zahnfleischs behandelt werden konnten.[69] Sogar plastische Operationen im Gesicht gab es, es wurde also Schönheitschirurgie an Wange, Nase, Augenbrauen, Ohren und Stirn praktiziert.[70]

Allerdings zieht sich trotz allem Fortschritt die Abrasion, die starke Abnutzung der Zähne, wie ein roter Faden auch durch das Byzantinische Reich. Das zeigte eine Ausgrabung im heutigen Nordwesten der Türkei: Die Überreste der freigelegten erwachsenen Probanden zeichneten sich durch eine geringe Anzahl an kariösen Stellen (6,8 Prozent), aber dafür einen massiven Abrieb der Zähne mit freiliegendem Zahnbein (84,2 Prozent) aus, was auf eine ziemlich kratzbürstige Ernährung schließen lässt. Der massive und schnelle Abrieb machte eine Kariesentstehung also erst gar nicht möglich.[71]

Bei Kindern aus Konstantinopel ergaben Ausgrabungen ein recht positives Bild der Zahngesundheit: 113 Milchzähne und 67 bleibende Zähne wiesen mit 2,2 Prozent nur wenig Karies und mit 3,3 Prozent einen geringen Abrieb auf.

Das Byzantinische Reich brachte der Medizin und damit auch der Zahnmedizin einen deutlichen Schub. Mit der Einnahme von Konstantinopel, dem heutigen Istanbul, durch die Türken endete das langlebigste Reich der Menschheitsgeschichte im Jahr 1453 n. Chr. Der unglaubliche Wissensschatz des Orients und

Okzidents verlagerte sich in den abendländischen Westen. Denn viele naturwissenschaftliche Gelehrte flohen genau dort hin und sorgten für einen beispiellosen Aufschwung. Naturwissenschaften, Architektur und Kunst setzten zu neuen Höhenflügen an: Die Epoche der sogenannten Renaissance, was wortwörtlich – und passenderweise – nichts anderes heißt als »Wiedergeburt«, hatte das Mittelalter abgelöst.[72]

Der medizinische Fortschritt hatte es aufgrund der Dominanz der katholischen Doktrin im lateinisch geprägten Westen allerdings immer noch schwer. Obwohl andere naturwissenschaftliche Disziplinen in der Renaissance florierten, kamen die Chirurgie und damit auch die orale Chirurgie noch nicht akademisch in Fahrt.[73]

Fast wäre der byzantinische Wissensschatz verloren gegangen, gelangte aber ebenso wie zuvor das griechisch-römische Wissen in die Klöster des westlichen Abendlandes, konnte dort überdauern und sich schließlich wieder verbreiten.[74] Nur über Umwege schaffte es das alte und neue medizinische Wissen, zurück nach Westeuropa zu wandern. Vor allem über die Iberische Halbinsel und Sizilien, wo mehrere Kulturen unter arabischer Herrschaft zusammenlebten und unter ihnen ein reger Austausch herrschte, fand es über Übersetzungen ins westliche Abendland zurück.[75] Dieser erstaunliche Umstand lässt sich exemplarisch an der Schule von Salerno demonstrieren: Universitäten waren an die Stelle der Klöster getreten. An ihnen wurde seit dem Mittelalter die Innere Medizin gelehrt. Die Schule von Salerno nahm dabei eine herausragende Pionierrolle ein.[76] Sie profitierte vor allem von übersetzten arabischen Schriften. Das medizinische Wissen der Griechen und Römer war also von Byzanz in den Orient gekommen, wurde dort in arabischer Sprache mit neuen Erkenntnissen aufgepeppt und gelangte wieder zurück in das lateinisch geprägte Abendland.[77] Von Salerno aus verbreitete sich das Wissen, auch dank geschaffener Standardwerke, an anderen westeuropäischen Schulen, Salerno selbst war Vorbild für universitäre Neugründungen.[78]

Auch die Zahnmedizin konnte von dieser Entwicklung profitieren. In Salerno war der Stellenwert einer guten Mundhygiene bekannt und Teil der Ausbildung. Die Behandlungen von Karies, Zahnfleischentzündungen, einem entzündlichen Abbau des Kieferknochens und von Mundgeruch wurden unterrichtet. Noch heute werden pflanzliche Substanzen und natürliche Stoffe, die aus dieser Zeit überliefert sind, für die vorbeugende Mundhygiene eingesetzt.[79] Endlich war die Zahnmedizin nach all der mittelalterlichen Stagnation wieder auf einem guten Weg.

Die Tragweite der mittelalterlichen päpstlichen Beschlüsse, die Chirurgie und damit auch das Ziehen von Zähnen nicht in die akademische Ausbildung von Medizinern miteinzubeziehen, machte sich allerdings bis in das 18. Jahrhundert bemerkbar. Erst dann wurden die Chirurgie und Zahnmedizin wieder Teil der akademischen Lehre in der Medizin. Innere Medizin und Chirurgie wurden nicht mehr getrennt voneinander behandelt.

Das europäische Wissen wurde durch die Einwanderer auch über den großen Teich in die neue Welt nach Amerika gebracht. Die weltweit erste universitäre Ausbildung zum Zahnarzt wurde dort schließlich im Jahr 1840 in Baltimore an der *University of Maryland School of Dentistry* möglich.

Die Folgezeit war geprägt vom großen Streit um die Vormachtstellung zwischen den chirurgischen und dentalen Handwerksberufen und der universitären Ausbildung zum Chirurgen beziehungsweise Zahnarzt. Noch heute gibt es im Rahmen der Patientenversorgung mit Zahnersatz eine Arbeitsteilung zwischen technischem Handwerk und akademischem Hochschulstudium. Neben Zahnärzten gibt es spezialisierte Zahntechniker, die Zahnersatz wie Kronen, Brücken und Prothesen herstellen.

Und noch heute ist manchmal ein Gerangel um Kompetenzen zwischen den beiden Disziplinen und, seitens der Zahntechniker, ein Misstrauen spürbar, vom akademischen Zahnarzt bevormundet zu werden. Bei Misserfolgen wird die Schuld oft einfach der Gegenseite in die Schuhe geschoben. Da der Zahnarzt in diesem Fall der Kunde ist, sitzt er hier am längeren Hebel. Eine Sonderstellung nehmen in einigen Ländern, wie beispielsweise den USA, Kanada und der Schweiz, die Denturisten ein. Sie versorgen Patienten selbstständig mit herausnehmbarem Zahnersatz.

Die enge Zusammenarbeit von Zahnarzt und Zahntechniker wird in Zukunft wichtiger denn je sein, um Patienten optimal versorgen zu können. Neue Technologien und Materialien bei der Herstellung von Zahnersatz machen die Zahntechnik immer komplexer. Wo früher noch Gold gegossen wurde, sitzen Zahntechniker heute am PC und konstruieren den Zahnersatz digital. Dieser wird anschließend maschinell gefräst oder geschliffen. Bei all der Technologie darf die handwerkliche Kunstfertigkeit allerdings auch künftig nicht fehlen, um am Ende mit dem Pinsel oder Modellierinstrument für die individuelle, zum Patienten passende Note sorgen zu können.

Aber nicht nur in der Zahntechnik hat sich viel getan seit den steinzeitlichen Anfängen der Zahnbehandlung. Statt eines haarigen Steinzeitmenschen mit seinen Steinwerkzeugen oder eines römischen Sklaven betritt heute ein sauberer und weiß gekleideter Akademiker das Behandlungszimmer, welches frisch nach Desinfektionsmittel riecht. Die Instrumente sind nicht mehr in einen speckigen Lederlappen eingewickelt, sondern kommen keimfrei aus dem Sterilisator. Absolut strahlenarmes Röntgen hilft dabei, die richtige Diagnose zu stellen und Karies zu entdecken, wenn diese noch nicht einmal vom Patienten bemerkt wird.

Der moderne Zahnarztstuhl scheint aus dem Besucherdeck eines Raumschiffs zu stammen, viele kleine Motoren fahren uns in die optimale Behandlungsposition. An der Decke hängt ein Flachbildschirm und sorgt für Unterhaltung. Der Zahnarzt hat eine bissige LED-Beleuchtung, die jeden kleinsten Winkel ausstrahlen kann. Mit der Vergrößerung seiner Lupenbrille oder eines OP-Mikroskops kann er alle Details stechend scharf erkennen. Vor der Behandlung sorgt ein kleiner Piks dafür, dass keine Schmerzen auftreten. Die Bohrer haben eine perfekte Laufruhe, drehen sich also absolut ruhig und störungsfrei, und ermöglichen durch ihre Schärfe und Geometrie einen präzisen Substanzabtrag. Keimfreies

Kühlwasser bewirkt, dass es nicht zu heiß hergeht zwischen Bohrer und Zahn, und wird im selben Moment wieder von einer freundlichen Assistenz abgesaugt. Die Behandlungen selbst werden durch neue Materialien immer schonender und durch das Verständnis des bakteriellen Biofilms und einer modernen Prophylaxe zunehmend ganz verhindert. Es wird daher höchste Zeit, einen positiven Blick auf das Fachgebiet zu werfen.

Trotz der schweren Anfänge und aller Widrigkeiten hat sich die Zahnmedizin zu einer spannenden Disziplin gemausert. Seit sie sich aus ihrem rein handwerklichen Korsett befreit hat, haben ihr im Laufe der Geschichte viele Pioniere wissenschaftlich fundierte Erkenntnisse und Therapiemöglichkeiten sowie neue Technologien und Dentalmaterialien an die Hand gegeben. Und die Erfolgsgeschichte geht unaufhaltsam weiter. Dabei zeigt die Wissenschaft auch immer deutlicher, wie wichtig die Mundgesundheit ist, um Allgemeinerkrankungen des menschlichen Organismus zu verhindern. Das Sprichwort »Gesund beginnt im Mund« hat also den Sprung von der Volksweisheit zur Wissenschaft vollzogen.

Angesichts des Fortschritts können wir getrost die Grausamkeiten der Vergangenheit aus dem kollektiven Gedächtnis verbannen. Denn fast die ganze Welt scheint nach vielen dunklen Jahren für die Mundgesundheit endlich von einem positiven »Zahnsinn« erfasst zu sein.

In aller Munde

Partywissen über eine geheimnisvolle Höhle

Zähne führen ein turbulentes Leben und haben fast nie ihre Ruhe! Ständig sind sie den Befehlen des Mundraums unterworfen und der ist alles andere als regungslos. Bei so manchem Geschwätzigen ist der Mund den ganzen Tag im Einsatz. Es wird gequatscht, was das Zeug hält, es wird diskutiert, gestritten, sich versöhnt, geschimpft, gelobt, geflirtet und manchmal auch einfach nur belanglos über das Wetter getratscht. Im Zusammenspiel mit den Stimmbändern und der Luft aus den Lungen ermöglicht der Mundraum das Sprechen – die Grundlage unserer heutigen Zivilisation. Viele Laute werden mit Hilfe der Lippen, der Zunge, dem Gaumen und eben der Zähne gebildet, die in der Phonetik dann auch als Zahnlaute bezeichnet werden. Beispiele dafür sind die Buchstaben d und t.

Schon ein leicht vergrößerter Zahnzwischenraum kann beim einen oder anderen zu einem Lispeln inklusive feuchter Aussprache führen. Man erinnere sich an Kinder, die während des Zahnwechsels ihre Milchschneidezähne verlieren. Kaum sind die Zähne draußen, verändert sich auch die Aussprache.

Wissenschaftler aus Indien wollten herausbekommen, welchen Stellenwert genau diese Milchzähne in der Oberkieferfront für die Sprachentwicklung von drei- bis sechsjährigen Kindern haben. Sie versorgten die Lücken von 25 jungen Probanden, denen mindestens zwei Frontzähne im Oberkiefer gezogen worden waren, mit einem herausnehmbaren Zahnersatz. Die Aussprache von bestimmten Lauten wurde vorher und nachher von Logopäden dokumentiert. Das eindeutige Ergebnis: Sofort nach der Eingliederung des Zahnersatzes verbesserte sich die Sprachqualität der Kinder deutlich.[80]

Dank des Mundraums können noch andere Laute gebildet werden, die unter anderem auch zur Kommunikation dienen. Einige meinen beispielsweise noch immer, Frauen hinterherpfeifen zu müssen, um deren Äußeres positiv zu bewerten, oder zeigen durch ein Pfeifen, dass sie etwas ziemlich beeindruckt. Andere pfeifen für sich selbst vergnügt unter der Dusche, andere werden wortwörtlich zurückgepfiffen oder durch einen schrillen Pfiff gewarnt. Auch in der Musikszene hat das Pfeifen einen festen Platz: Man denke nur mal an das buchstäbliche Pfeifkonzert von Axl Rose zu Beginn des Rockklassikers *Civil War* der Band Guns N' Roses.

Und da es wohl nichts gibt, das vor der Wissenschaft sicher ist und ein Geheimnis bleiben darf, wurde – richtig vermutet – auch das Pfeifen medizinisch mit bildgebenden Verfahren untersucht. Die Probanden pfiffen in einer Studie von Forschenden aus Österreich und den USA also nicht unter der Dusche, sondern unter anderem in der Röhre eines Kernspintomografen. Dabei konnte der Anatomie des Pfeifens auf den Grund gegangen werden.[81]

Es entsteht durch einen mehr oder weniger starken, aber geradlinigen Luftstrom aus den Lungen, der sich entlang der an die Unterkieferzähne gepressten Zunge durch eine kleine Öffnung zwischen den gespitzten Lippen quetschen muss. Beim Durchdrücken des Luftstroms wird dieser kräftig verquirlt. Diese Turbulenz wird als Pfeifen hörbar. Der Mundraum wirkt dabei wie ein Resonanzkörper. Vor allem durch die Verlagerung der Zunge nach oben beziehungsweise unten, die Ausformung der Lippen und den Öffnungsgrad des Unterkiefers kann die Luftströmung variiert werden und es lassen sich verschiedene Töne pfeifen. Bei hohen Tönen gehen die Zunge und der Unterkiefer nach oben, die Lippenöffnung wird tendenziell kleiner und im Backenbereich wird zusätzlicher Resonanzraum geschaffen. Ein Vibrato lässt sich einbauen, indem die Zungenspitze vor der Lippenöffnung mit schnellen Auf- und Abbewegungen die Luftströmung in Schwingung bringt.

Es gibt aber auch einen besonders gefühlvollen Informationsaustausch des hochsensiblen Mundes, erforscht von der Philematologie. Viele werden sich bei diesem Wort erst mal nachdenklich am Kopf kratzen und irgendwann mit den Achseln zucken. Tatsächlich heißt so das Fachgebiet, das sich mit der internationalen Sprache der Liebe in Form eines Kusses beschäftigt. Die Lippen finden zueinander, betasten sich, lutschen aneinander. Die Zungen treffen sich, erforschen den Mundraum des Partners oder der Partnerin. Was soll das eigentlich?

Warum wir uns küssen, darüber streiten sich noch immer die Geister. Die einen sagen, es handele sich um einen angeborenen Instinkt, der sich aus einem Fütterungsverhalten von Mund-zu-Mund heraus entwickelt hat, die anderen sind der Auffassung, dass das Küssen ein aktiv gewollter Akt ist und unter anderem Zuneigung ausdrückt und zur Bindung beiträgt. Gegen einen menschlichen Instinkt spricht, dass sich das Küssen zwar auf der ganzen Welt als zwischenmenschliche Kommunikationsform durchgesetzt hat, aber immerhin 10 Prozent der Kulturen auf unserer Welt, beispielsweise die indigenen Völker der Arktis, wie die Inuit und die Yupik, keine Küsserei praktizieren. Dafür kommen sich diese mit ihren Nasen näher.[82]

Bei einem leidenschaftlichen Kuss werden bis zu fünf Milliliter Speichel ausgetauscht.[83] Dabei werden bis zu einer Milliarde Bakterien aus 278 verschiedenen Arten – unter diesen womöglich auch Krankheitserreger – hin- und hergeschlabbert. Zur Beruhigung: 95 Prozent davon sind für gesunde Menschen unbedenklich.[84] Der Speichel hat aber auch eine schützende Wirkung. In ihm befinden sich zahlreiche antibakterielle, antivirale, fungizide[85] sowie wundheilende Bestandteile.[86] Es mag eklig wirken, scheint aber ein Naturinstinkt zu sein, wenn Verletzungen erst mal mit Speichel behandelt werden.

Erwartet werden Eindringlinge wie Bakterien, Viren und Pilze im Mundraum ohnehin von einem Bollwerk, dessen genaue Rolle für das Immunsystem noch einige Rätsel aufgibt: dem Waldeyerschen Rachenring. Es handelt sich dabei um jede Menge lymphatisches Gewebe, das ringförmig im Mund, der Nasenhöhle und im Rachen angeordnet ist. Wer im Mundraum dabei mitmischt? Die jeweils beidseitig angeordneten sogenannten Mandeln am Gaumen und an der Zunge.[87] Die einen propagieren die Theorie, dass der Waldeyersche Rachenring generell eine Bastion gegen Eindringlinge ist und den Abwehrzellen des Immunsystems sozusagen in vorderster Front als Kaserne und Trainingscamp dient. Zur ständigen Aufklärung werden von speziellen Zellen an der Oberfläche einer Mandel Teile der Mikroorganismen, sogenannte Antigene, eingefangen und die Immunreaktionen in Gang gesetzt.[88] Die Abwehrzellen können den ungebetenen Gästen entweder an Ort und Stelle den Garaus machen oder sie zumindest erkennen und die Rekrutierung der Spezialeinheit des Immunsystems, den maßgeschneiderten Antikörpern, gegen den Störenfried in die Wege leiten.[89] Da man sich immer zweimal im Leben sieht, merken sich wieder andere Zellen den Feind, sodass bei einem erneuten Angriff schnell und zielgerichtet zugeschlagen werden kann.[90]

Die anderen sind der Meinung, dass der Waldeyersche Rachenring vor allem im Kindheitsalter dazu dient, das Immunsystem zu schulen, und später an Bedeutung verliert.[91] Bei einigen Kindern werden die Mandeln am Rachen und am Gaumen entfernt, weil sie entweder ständig entzündet sind[92] oder durch deren Schwellung die Atmung massiv eingeschränkt ist.[93] Gestärkt wird diese Ansicht dadurch, dass nach einer Entfernung die Anzahl der Antikörper im Blut nur irrelevant[94] oder gar nicht absinkt.[95]

Aber wieder zurück zum Knutschen: Welche Auswirkungen das intime Küssen auf die bakteriellen Mitbewohner eines Paares hat, wollten Forschende aus den Niederlanden anhand eines kontrollierten Experiments wissen. Sie ließen deswegen 21 Probandenpaare quasi zum wissenschaftlichen Knutschen antreten. Das Kussverhalten wurde im Vorfeld über Fragebögen abgefragt und das Bakterienspektrum auf der Zunge und im Speichel bestimmt. Einem Pärchenteil wurde unter anderem vor der Küsserei ein probiotischer Joghurtdrink mit markierten Bakterien verabreicht, um so herauszubekommen, wie viele Bakterien beim Küssen ausgetauscht werden. Die Untersuchungen zeigten, dass Partner eine ähnliche orale Mikrobenzusammensetzung aufweisen. Die Intimität des Kusses war dabei nicht entscheidend für das Maß der Angleichung, sondern die Kussfrequenz und der Zeitpunkt, wann das letzte Mal geküsst wurde. Bei einem intimen Kuss von zehn Sekunden wurden 80 Millionen Bakterien übertragen. Einige scheinen dauerhaft zu bleiben, andere verschwinden im Laufe der Zeit wieder.[96] Kein Wunder, dass manche Zeitgenossen unter einer sogenannten Philemaphobie leiden, einer panischen Angst vor feuchten Küssen.

Forschende aus England sehen das Küssen angesichts des regen Bakterienaustauschs ebenfalls weniger romantisch. Sie interpretieren diese Form des Poussierens als eine evolutionär entwickelte, aktive Schluckimpfung in einer festen heterosexuellen Partnerschaft. Der für die Fortpflanzung auserwählte Mann überträgt der Frau durch den Speichelaustausch beim Küssen das Humane Cytomegalievirus, ein Herpesvirus, das beim Fötus zu Wachstumsverzögerungen, geistiger Behinderung und neurologischen Spätfolgen führen kann. Denn die infizierten Zellen vergrößern sich stark. Die aktive Impfung vor einer Schwangerschaft durch den Speichel des Auserwählten dient womöglich als eine Art Infektionsprophylaxe zum Schutz des Fötus. Das Immunsystem der Frau kennt den Erreger und kann ihn sofort mit Antikörpern bekämpfen, ohne dass das Ungeborene Schaden nimmt. Da das Humane Cytomegalievirus von Mann zu Mann variieren kann, ist Monogamie allerdings eine Grundvoraussetzung für eine erfolgreiche Impfung.[97]

Womöglich checkt die Frau durch das Küssen den Partner auch genetisch ab. Denn während des feucht-fröhlichen Vergnügens wird man einer ordentlichen Dosis Pheromone ausgesetzt. Es handelt sich um Botenstoffe, die über unser Gegenüber und indirekt auch über unseren genetischen Code informieren. Beim innigen Küssen vor einer Kopulation kann also womöglich getestet werden, ob das Erbgut der Gegenseite zur Fortpflanzung taugt.[98] Eine weitere wissenschaftliche Theorie in dieser Richtung geht auch davon aus, dass der Gesundheitszustand beurteilt werden kann, da Mundgeruch oder ein entzündlicher Geschmack so einiges über unseren Kusspartner verraten.[99] Außerdem soll es während der Knutscherei auch möglich sein, die Fitness[100] und die Fruchtbarkeit[101] zu erschmecken.

Andere Forschende kommen hinsichtlich des intimen Küssens zu einem anderen Schluss, der ziemlich plausibel klingt. Es geht schlicht und einfach darum, sich für die folgende Kopulation heiß zu machen. Lippen sind bis zu 200-mal sensibler als Fingerkuppen. Ein wahres Feuerwerk wird während des Knutschens im Gehirn gezündet. Botenstoffe überschwemmen den Körper. Die Folge: Der Speichelfluss wird angeregt, der Puls geht hoch, der Blutdruck steigt, Muskeln spannen sich an und bei den Geschlechtsorganen wird normalerweise auch schon die eine oder andere erregende Veränderung bemerkbar.[102]

Das Ganze kann fast schon in Leistungssport ausarten. Bei einem richtig leidenschaftlichen Kuss werden nicht nur bis zu 34 Gesichtsmuskeln, sondern zusätzlich auch noch bis zu 112 Haltemuskeln aktiviert. Dabei werden 5 bis 26 Kalorien pro Minute verbrannt. In rund fünf Tagen könnte man sich mit Langstreckenknutschen demnach die Kalorien eines schlanken Biers abtrainieren.[103]

Frei nach dem Motto »Früh übt sich!« scheinen sich die Fähigkeit und der Drang zum Küssen schon innerhalb des ersten Lebensjahrs zu entwickeln. Das zeigen Muskelaktivitäten im Backenbereich eines Babys, die eine Reaktion auf einen Kuss sind.[104] Ein sehr spezieller Kuss kann überaus nützlich sein, wenn es um kleine Kinder geht: Mit der sogenannten *Mother's-Kiss*-Technik lassen sich nämlich Gegenstände aus der Nase entfernen, um zu verhindern, dass diese in den Atemtrakt gelangen. Wie bei einer Mund-zu-Mund-Beatmung werden dabei die Lippen luftdicht auf die des Kindes gelegt. Das freie Nasenloch wird mit dem Daumen zugedrückt. Sobald bei einem leichten Pusten in den Mund des Kindes ein Gegendruck spürbar wird, weil der Weg zu den Lungen über den Kehlkopf verschlossen wird, heißt es ab die Post: Durch einen knackigen und kurzen Atemstoß wird der Fremdkörper aus der Nase torpediert.[105]

Einige Kinder missbrauchen nicht nur ihre Nase, sondern auch ihren Mundraum. Sie kauen an den Fingernägeln, den Fingern oder auf irgendwelchen Gegenständen. Manch einer kann sich das

Nuckelfläschchen oder den Schnuller nicht abgewöhnen. Andere stecken ihre Finger – vorzugsweise den Daumen – in den Mund und lutschen daran oder beißen an Lippen oder Wangenschleimhaut herum. Etliche haben sich angewöhnt, mit der Zunge gegen die Zahnreihe zu pressen, ein bei Kindern weitverbreitetes sogenanntes *Habit*.[106] Das Problem an der Sache: Abgesehen von Fragen der Hygiene kann es durch die andauernde Krafteinwirkung auf die bevorzugte Stelle zu einer Schädigung des Zahnschmelzes, zu abnormen Ausformungen des Kieferknochens und zu Zahnfehlstellungen kommen.[107] Der Klassiker beim Daumenlutschen ist beispielsweise ein offener Biss. Zähne und Knochen haben sich quasi um den Finger herum entwickelt. Fehlt dieser später im Erwachsenenalter, ist zwischen den beiden Zahnreihen leider immer noch Raum für einen Daumen oder einen anderen Platzhalter. Höchste Zeit, dass Kinder über dreieinhalb Jahren die Finger aus dem Mund nehmen und der Schnulli in der Restmülltone landet.[108]

Man möchte es ja kaum glauben angesichts der Fülle der eben aufgedeckten faszinierenden Fakten, aber: Nicht allen gefällt der Mund und vor allem das, was er tut und welche Geräusche dabei entstehen. Gerade bei Menschen, die unter einer Misophonie leiden, ist Vorsicht geboten. In ihrer Gegenwart sollte man das Essen am besten vermeiden. Denn Kaugeräusche wie Schmatzen, Schlürfen und Schlucken können bei diesen Zeitgenossen eine starke Aggression hervorrufen. Bei Misophonie handelt es sich um ein komplexes neurophysiologisches Syndrom, bei dem bestimmte Geräusche nicht ertragen werden und zu einer starken emotionalen und körperlichen Reaktion führen.[109]

Der Mund und auch die Zähne haben im Normalfall entscheidenden Einfluss darauf, wie wir von unseren Mitmenschen wahrgenommen werden. Das wird gerade in Pandemiezeiten deutlich, in denen das Gegenüber einen Mundschutz trägt. Es wird schwierig, Menschen einzuschätzen. Nur anhand der Augen und der Stimmlage kann jetzt interpretiert werden, ob jemand lacht und erfreut oder verärgert und zornig ist.

Nicht umsonst funktioniert die Bildkommunikation über Emojis so gut auf der ganzen Welt. Die gelben, runden Birnen unterscheiden sich hautsächlich über die Ausformung des Mundes und mehr oder weniger sichtbare Zähne. In der Wissenschaft werden sogar verschiedene Formen und Ausprägungen eines Lachens untersucht, die dann auch unterschiedliche Reaktionen auslösen. So fassen wir beispielsweise bei einem ehrlichen Lachen eher Vertrauen als bei einem erzwungenen Lachen.[110] Ein ehrliches Lachen ist unser gesellschaftlicher Kit. Also mehr davon!

Unser Lachen wirkt dabei nicht nur positiv auf unsere Mitmenschen, indem es zur Interaktion und Kommunikation einlädt, sondern die Aktivierung aller beteiligten Lachmuskeln hat auch einen vorteilhaften Effekt auf uns selbst. Forschende aus China fanden heraus, dass Lachen mit einer Veränderung unserer Gehirnaktivität einhergeht. Wenn man schlecht drauf ist, braucht man sich demnach nur einen Bleistift zwischen die Frontzähne zu stecken, um damit die Lachmuskeln zu aktivieren. Schon kommt das Gehirn auf bessere Gedanken und man wird aufmerksamer.[111] Das ist nicht nur im Experiment nachgewiesen worden. Auch Auswertungen aus dem wahren Leben sprechen hier eine eindeutige Sprache. Heitere Menschen sind nicht nur glücklicher, sondern leben auch länger[112] und haben eine niedrigere Scheidungsrate.[113]

Und das ist noch lange nicht alles. Forschende aus der Schweiz entdeckten, dass fröhliche Gesichter auch eine starke motivierende Wirkung haben, die Reaktionszeiten für zwischenmenschliche Interaktion zu verkürzen. Böse oder angeekelte Gesichter führten im Gegensatz dazu zu einer ablehnenden Haltung.[114]

Wichtig für die Zahnarztpraxis: Humor kann womöglich das Schmerzempfinden der Patienten verringern. Zu diesem Schluss kamen Forschende aus Spanien und der Schweiz, als sie in einem sogenannten Review die Ergebnisse aller relevanten Studien zu diesem Thema zusammenfassten.[115] In einer Untersuchung von Forschenden aus Deutschland und der Schweiz, die im *International Journal of Humor Research* veröffentlicht wurde, wird dies auf unterhaltsame Art bestätigt. Probanden hielten es nach einem lustigen siebenminütigen Ausschnitt aus der Episode *Mr. Bean beim Zahnarzt* länger mit der Hand in Eiswasser aus als Probanden ohne diese Dosis Humor. Das reduzierte Schmerzempfinden konnte auch noch zwanzig Minuten nach dem Filmende nachgewiesen werden.[116]

Kein Wunder! Denn Untersuchungen aus Finnland und Großbritannien zu einem dreißigminütigen Comedy-Clip ergaben, dass das gemeinschaftliche Lachen mit Freunden zu einer körpereigenen Opioidausschüttung im Gehirn führt und so womöglich die soziale Bindung untereinander vertieft wird. Das produzierte Opioid führte gleichzeitig zu einer erhöhten Schmerzschwelle.[117]

Auch meiner Erfahrung nach wirkt ein witziger Film während der Zahnbehandlung Wunder. Zähne bei Kindern zu behandeln war bei einer laufenden Episode von *Tom und Jerry* problemlos möglich. Störend empfanden es die kleinen Patienten vor allem dann, wenn ich während der Behandlung aus Versehen kurz mit meinem Arm den Bildschirm verdeckte.

Ein Lächeln in der Zahnarztpraxis kann ohnehin nie schaden. Eine gute Stimmung im Behandlungsteam war mir intuitiv immer sehr wichtig, denn die Patienten schienen mehr Vertrauen zu haben, sich besser aufgehoben zu fühlen und spürbar weniger Angst zu haben, wenn die Chemie in der Zahnarztpraxis stimmte.

Die Kauleiste

Was im menschlichen Mahlwerk steckt

»Dreißig Schimmel in einem roten Schloß:
Erst mampfen sie,
Dann stampfen sie,
Dann stehn sie regungslos.«[118]

Auf diese kraftvolle und fast schon brachiale Weise beschreibt der ehemalige Professor für englische Sprache und Literaturwissenschaft an der Universität Oxford, J. R. R. Tolkien (1892–1973), in seinem Fantasy-Roman *Der Hobbit* die Tätigkeit des Mundraums und insbesondere der Zähne in einem Rätsel, das Bilbo Beutlin der Kreatur Gollum im Höhlen- und Stollensystem des Nebelgebirges stellt.

Zähne sind zwar keine mobilen Lebewesen wie galoppierende Schimmel, aber zumindest doch hoch spezialisierte, kleine Organismen, von denen jeder an Ort und Stelle eine klare Aufgabe zu erfüllen hat.

Dabei herrschen nicht gerade die besten Arbeitsbedingungen. Täglich werden die Zähne in säurehaltigen Getränken gebadet. Zucker ist im Überfluss erhältlich, der von Bakterien im Mund ebenfalls in Säure umgewandelt wird. Harte Lebensmittel müssen zerkleinert und eingespeichelt werden, um sie für die Verdauung vorzubereiten. Als ob das nicht schon reichen würde, werden die Zähne mit mehr oder weniger rauen Schleifkörpern in der Zahnpasta zusätzlich noch jeden Tag geschrubbt. Noch schlechter sieht es für die Beißerchen natürlich aus, wenn sie gar nicht geputzt werden. Dann haben Bakterien, Entzündungen und Karies freie Fahrt.

Im Laufe eines Lebens werden unzählige Kauzyklen durchlaufen. Dabei wirken Kräfte von bis zu 770 Newton.[119] Das entspricht stolzen 78,5 Kilogramm. Rumänische Luftakrobaten schaffen es mit ihrer Kauleiste und speziellen Mundstücken nicht nur ihren Partner kopfüber am Trapez baumelnd durch die Luft zu schaukeln, sondern hängen sich bei ihren täglichen dreißigminütigen Trainingseinheiten schon mal zusätzliche 150 Kilogramm an den Körper.[120] Dass die Kräfte des Kauapparats auch als gefährliche Waffe eingesetzt werden können, zeigte eindrucksvoll ein in Italien inhaftierter, sizilianischer Mafiaboss der Cosa Nostra, indem er einem Wächter bei einer Zellenkontrolle den kleinen rechten Finger samt Knochen abbiss und schluckte, wie *The Guardian* berichtete.[121] Die Kaumuskeln haben also ordentlich Schmackes. Gesunde Zähne sind gut im Kieferknochen verankert und können einiges aushalten beziehungsweise anrichten. Der Zahnarztberuf kann demnach auch gefährlich werden. So manches Kind hat sich im Laufe der Geschichte schon in einer Zahnarzthand verbissen.

Jede Zahnkrone, die für uns sichtbar wie ein Gebirge aus dem Zahnfleisch auf den Kieferkämmen herausragt, ist für den täglichen Knochenjob mit der härtesten Substanz des menschlichen Körpers gepanzert, dem Zahnschmelz.[122] Das Gewicht des Zahnschmelzes ergibt sich aus 95 Prozent anorganischem, kristallinem und dicht gepacktem Hydroxylapatit, 4 Prozent Wasser und nur 1 Prozent organischen Bestandteilen. Bisher wusste man nur, dass die Kristalle in Bündeln vorliegen und diese senkrecht von innen nach außen laufen.[123]

Mit einem mikroskopischen Blick in die Kristallbündel zeigten Wissenschaftler nun, dass nicht nur die Zusammensetzung der Kristalle für die Stärke des Zahnschmelzes verantwortlich ist, sondern deren Anordnung in den Bündeln eine entscheidende Rolle für die enorme Festigkeit spielt. Wer jetzt gedacht hat, Ordnung ist das halbe Leben, ist hier also schief gewickelt: Rein oberflächlich betrachtet verlaufen die Kristalle parallel. Blickt man hinter die Kulissen, wird ein Durcheinander sichtbar. Gerade diese Unordnung der 30 bis 90 Grad abweichenden Kristalle scheint das Geheimnis der enormen Widerstandsfähigkeit des Zahnschmelzes zu sein. Risse können nach Meinung der Forscher durch die wechselhafte Anordnung abgelenkt und gestoppt werden.[124]

Über die sogenannte *dentin-enamel-junction* ist der Zahnschmelz mit dem darunterliegenden Dentin, dem Zahnbein, verbunden. Auch diese Grenzschicht ist ein kleines biomechanisches Wunderwerk der Natur, denn sie sorgt nicht nur für einen knallharten Verbund, sondern wirkt auch als Rissschutzbarriere.[125] Die lediglich 0,1 bis 0,15 Millimeter schmale Übergangszone zwischen Schmelz und Dentin ist klein aber fein. Die Risse, die im äußeren Schmelzmantel entstehen, werden an ihr abgelenkt.[126] Ein Grund dafür könnten die unterschiedlichen Eigenschaften des spröden Schmelzes und der elastischen Übergangszone sein.[127] Für die Wissenschaft sind der Aufbau, die Funktion und der starke Verbund, der von der *dentin-enamel-junction* ausgeht, von großem Interesse. Von ihr möchte man lernen, wie man zukünftig einen möglichst guten und sicheren Verbund zwischen der Zahnhartsubstanz und den Zahnrestaurationen herstellen kann.[128]

Dentin macht den größten Teil eines Zahns aus. Es erstreckt sich vom Kronenbereich bis in die Wurzel und formt diese aus. Im Wurzelbereich ist das Dentin vom sogenannten Wurzelzement bedeckt. Das Dentin ist anorganischer als der Zahnschmelz und von seiner Zusammensetzung her knochenähnlich. Das Gewicht des Dentins bildet sich zu 70 Prozent aus einer mineralischen, zu 20 Prozent aus einer organischen Phase und zu 10 Prozent aus Wasser.[129] Es ist von innen bis zur *dentin-enamel-junction* von Kanälen durchzogen, den sogenannten Dentintubuli.

Und jetzt kommt der Hammer: Im Inneren des Zahns bildet das Dentin eine Höhle aus, die sogenannte Pulpakammer. An der Außenfläche dieser Höhle sitzen absolut spezialisierte Zellen, die Odontoblasten, die mit ihren Fortsätzen in diese Dentintubuli hineinragen und dort in Dentinflüssigkeit baden. Sie sind über ihre in das Dentin hineinragenden Fortsätze in der Lage, neues Dentin zu bilden, umzubauen oder geschädigtes Dentin zu reparieren. Des Weiteren sind diese Zellen anscheinend die Alarmanlage eines Zahns. Sie bekommen mit, wenn Bakterien eindringen, und benachrichtigen das Immunsystem. Zusätzlich haben Odontoblasten neben ihrer Abwehrfunktion auch eine sensible Seite: Sie nehmen äußere Reize wie Wärme, Kälte und Krafteinwirkung wahr und vermitteln so das Schmerzempfinden der Zähne.[130]

Obwohl also ein Zahn gepanzert ist, verbirgt sich in ihm ein sensibles Tastorgan. Das spielt sich folgendermaßen ab: Jeder kennt das unangenehme Gefühl, wenn es an freiliegenden Zahnhälsen, die keine schützende Schmelzschicht haben, ordentlich zieht, weil sie Kälte oder Wärme ausgesetzt wurden. Auch hier haben die Odontoblasten ihre Fortsätze im Spiel. Die sogenannte hydrodynamische Theorie besagt, dass ein äußerer Reiz eine Bewegung der Dentinflüssigkeit in den Dentintubuli verursacht, die wiederum Rezeptoren der Odontoblasten stimuliert, und so ein Schmerz spürbar wird. Da hilft nur die Blockade der Kanälchen. Dann ist wieder Ruhe.[131]

Noch Weiteres lässt sich in der Höhle finden. Blut- und Lymphgefäße sowie Nerven laufen über die Wurzelkanaleingänge und die Wurzelkanäle zusammen und verlassen diese wieder auf die gleiche Weise. Dieses von Schmelz und Dentin umpanzerte Zahnweichgewebe ist die Verbindung des Zahns zum Herz-Kreislauf-, zum Immun- und Nervensystem. Das komplette Weichgewebe im Inneren des Zahns wird auch als Pulpa bezeichnet.

Dentin ist aufgrund seines geringeren mineralischen Anteils flexibler als der Zahnschmelz und ist dadurch in der Lage, Kaukräfte zu absorbieren. Das schützt den »Verbundwerkstoff« Zahn vor zu großen Kräften.[132] Auch durch das Zusammenspiel von Schmelz und Dentin werden Zähne also widerstandsfähig.

Zusätzlich verfügt jeder Zahn an seinen Wurzeln über einen zuverlässigen Stoßdämpfer. Die Zahnwurzeln sind nicht starr mit dem Knochen verwachsen, sondern über das Wurzelzement durch viele kleine elastische Fasern mit dem Kieferknochen verbunden. Wie ein Mensch, der in einem Bungee-Trampolin an zwei elastischen Seilen befestigt hängt. Nur sind es beim Zahn eben ganz viele kleine elastische Seile. Auch ein gesunder Zahn hat deswegen eine gewisse Eigenbeweglichkeit, um Kaukräfte abfedern zu können.[133] Diese Konstruktion ist einzigartig im menschlichen Körper und wird auch als Gomphosis bezeichnet. Einfach mal ausprobieren und mit zwei Fingern einen Frontzahn hin- und herdrücken.

So, jetzt aber wieder Finger aus dem Mund: weiter im Text und zurück zum *Hobbit*. Warum dieser in seinem Rätsel von 30 Zähnen spricht, liegt womöglich daran, dass Tolkiens kleine, haarige Fantasiewesen nur so viele bleibende Zähne haben. Der Allesfresser Mensch hat aber eigentlich 32 Zähne, also 16 pro Kiefer.

Davon sind jeweils vier Schneidezähne, die unter anderem wie eine Schere Nahrungsmittel in passende Portionen abschneiden. Die Zähne sind dafür schaufelförmig gestaltet. Die Schneidekante wetzt sich durch die tägliche Arbeit ab und wird dadurch immer scharfkantiger. Zu den Frontzähnen zählen auch die Eckzähne. Sie sind das prähistorische Zeugnis eines Fleischfressers und zum Reißen und Halten zäher ungekochter Nahrung gedacht. Wo früher mit den Zähnen an einem blutigen und sehnigen Stück Fleisch herumgerissen wurde, um es irgendwie roh herunterzukriegen, tauchen heute scharfe und gezahnte Edelstahlmesser und spitze Gabeln in vorgemahlene und durchgegarte Hackfleischbällchen in öliger Soße, damit es in der Speiseröhre besser flutscht. Am besten, man muss gar nicht mehr kauen und nur noch schlucken. Das liegt voll im Trend. Diesen Wandel in der Nahrungsaufnahme haben auch die Eckzähne evolutionär zu spüren bekommen. Aufgrund ihrer Arbeitslosigkeit wurden sie immer zierlicher, unterstützen die Frontzähne beim Abschneiden und bilden den Übergang in den Seitenzahnbereich.

An den kleinen und großen Backenzähnen geht es buchstäblich ans Eingemachte: Hier wird die Nahrung zermahlen und eingespeichelt, bis ein sogenannter Bolus, also ein leicht schluckbarer und verdaubarer Brei entsteht. Die Seitenzähne sind dafür breiter und kürzer, haben im Vergleich zu den einwurzligen Frontzähnen mehrere Wurzeln, die im Kieferknochen verankert sind, und weisen Höcker zum Zermahlen auf. Nicht nur mechanisch, sondern auch chemisch fängt im Mundraum die Verdauung an. Das Enzym Pepsin beginnt damit, Zuckermoleküle zu spalten.

Eine Sonderrolle nehmen die sogenannten Weisheitszähne ein, die – wenn überhaupt – erst verzögert und als letzte Zähne hinter den beiden großen Backenzähnen durchbrechen. Oft haben diese Weisheitszähne keinen Platz mehr auf den Kiefern und bleiben verpackt unter dem Zahnfleisch oder brechen nicht komplett durch. Dies Halb-drin-halb-draußen macht eine Mundhygiene im hinteren Bereich der Kiefer schwierig. Schleimhautkapuzen, die den Zahn teilweise bedecken, sind wie ein Minibrutkasten für Bakterien: Es ist warm, feucht und man kann sich ungestört vermehren. Deswegen kommt es an solchen sogenannten retinierten oder teilretinierten Weisheitszähnen häufig zu Schlupfwinkelinfektionen an den Schleimhäuten und zu Karies. Um die anderen bleibenden Backenzähne nicht zu gefährden, werden die potentiellen Unruhestifter oft vorsorglich entfernt. Ob und wann das sinnvoll ist, darüber streiten sich immer noch die Geister. Der Platzmangel resultiert womöglich aus evolutionär immer kleiner gewordenen Kiefern.[134] Auch eine fehlende Abnutzung der anderen bleibenden Zähne durch die immer weicher werdende Nahrung gilt als Theorie für den Überschuss an Zahnmaterial.[135]

Aber werfen wir doch einmal gemeinsam einen genaueren Blick in die Mundraumgalaxie. Kommen Sie schon, nicht so zögerlich! Legen Sie jetzt Ihren Raumanzug an und nehmen Sie neben mir Platz in der OralX-Rakete. Die Türe schließt krachend, der Countdown läuft: *ten, nine, eight, seven, six, five, four, three, two, one, zero, lift-off!* Erst spüren wir nur ein Vibrieren, dann eine ungeheuerliche Kraft, die uns nach oben katapultiert. Und ab geht die Post in die Weiten des Mundraums in Richtung Zahnplanet.

Leben auf dem Zahnplaneten

Bakterien besiedeln den Zahnzwischenraum

Eigentlich war die Mundraumgalaxie ein harmonischer Ort. Die Einwohner waren unterschiedlichste Bakterien, die in einem gesunden Mund auf hier 28 Zahnplaneten in einem friedlichen Miteinander lebten. Sie arbeiteten in der Plaque selbstlos zusammen und organisierten sich. Ein gefürchteter Störenfried war die Zahnbürstenpatrouille vom Planeten Erde, die gemeinsam mit der antibakteriellen Zahnpastatruppe großflächig aufräumte.

Bakterien, die weit entfernt auf Zahnplaneten im hinteren Teil der Galaxie lebten, hatten einen natürlichen Vorteil. Oft schrammte die Bürste an ihnen vorbei, konnte nicht jeden Winkel erreichen. Der Zahnzwischenraum war in der Mundraumgalaxie deswegen häufig ein Eldorado für die Bakterien, gerade dann, wenn die Zahnseidenspezialeinheit nicht häufig oder nie dazwischenfunkte. Es war ein galaktischer Krieg, der täglich geführt wurde. Bakterien bauten auf und Zahnbürstenpatrouille und Zahnseidenspezialeinheit zerstörten. Keine der Kriegsparteien wurde müde, ihr tägliches Werk zu tun.

Eines dieser ungestörten Bakterienparadiese befand sich zwischen dem letzten und dem vorletzten Backenzahn rechts oben. Der hintere Backenzahn war nach innen geneigt, sodass die Zahnbürste immer wieder außen am Zahnzwischenraum vorbeischrubbte. Außerdem war dieser so eng und weit entfernt, dass die Zahnseidenspezialeinheit hier keinen Zugriff hatte. Bei den letzten kläglichen Versuchen, das Bakteriennest auszuräuchern, war die Zahnseide selbst zerfetzt und in Stücke gerissen worden, sodass sich auch die Spezialisten für Konfrontationen im Zahnzwischenraum nahezu kampflos zurückgezogen und diesen Ort seither gemieden hatten.

Momentan herrschte noch ein harmonisches Geben und Nehmen auf unserem Zahnplaneten. Jeden Tag wurde Calciumphosphat durch Säure aus dem Schmelz herausgelöst und wieder durch im Speichel gelöste Calcium- und Phosphationen ersetzt, sodass die Zahnkrone keinerlei Schaden nahm. Der Speichel war im Normalfall so mit Calcium und Phosphat übersättigt, dass keine Materialengpässe bei den Renovierungsarbeiten entstehen konnten.[136]

Auch deswegen waren die Hüter des oralen PH-Werts nicht auf Krawall gebürstet und drückten bei der entstandenen Nische einfach mal ein Auge zu. (Ein PH-Wert von 7 ist neutral, alles darunter ist im sauren Bereich, was ungefähr ab einem PH von 5,5 zum Herauslösen der Mineralien aus dem Zahnschmelz führt. Der Speichel hat zwar die Möglichkeit, dem sauren Milieu entgegenzuwirken, und puffert dieses wieder in die richtige Richtung. Ist der Mundraum aber über längere Zeit zu sauer, hat auch er seine biochemische Puffermunition verschossen und der Zahnschmelz nimmt unweigerlich Schaden.[137])

Im Großen und Ganzen lebten die einheimischen Siedler und jene, die aus fremden Galaxien dazukamen, friedlich mit- und nebeneinander in ihrer meist PH-neutralen Umgebung.[138] Das Bakterienparadies wurde in der Amtssprache der Mundraumpatrouille als »aktiver Biofilm« bezeichnet. Die Spezies, die sich auf diese Insel der Glückseligkeit hatten retten können, nannten es kurz, aber liebevoll einfach Plaque.[139] Nachdem sich diese nahezu unerreichbare Nische der Galaxie im Rahmen des Zahndurchbruchs gebildet hatte, waren die Grundvoraussetzungen für den Aufbau einer neuen Kolonie geschaffen.[140]

Die Besiedelung fand erst mal zufällig statt. Wie Schiffbrüchige waren die Bakterien zuvor im Mundraum umhergeirrt, waren der biologischen Willkür ausgesetzt gewesen, bis sie an diesem friedlichen Ort angeschwemmt worden waren, der ihnen zukünftig Sicherheit, ein Heim und genug Nahrung für alle bieten sollte. Auf der Oberfläche des Zahnschmelzes hatten sich unmittelbar nach dem Zahndurchbruch Speichelproteine abgelagert.[141] Sie umhüllten die gesamte Zahnkrone mit dem sogenannten Pellikel, das wie ein dünner, schleimiger Schutzumhang gegen die Demineralisation wirkte – also das chemische Herauslösen des Schmelzbausteine Calcium und Phosphat durch Säuren.[142]

Manch einer vermutete sogar, dass das Pellikel nicht nur als Barriere vor Säureangriffen schützte, sondern auch den Einbau, die ständigen Renovierungsmaßnahmen mit im Speichel gelösten Calcium- und Phosphatbausteinen, entscheidend regulierte. Das Pellikel fungierte demnach trotz seiner schmalen Gestalt von lediglich 125 Nanometern, was 0,000 000 125 Metern entsprach,[143] wie ein biochemischer Aufseher, der dafür sorgte, dass die Reparatur mit flüssigem Zahnschmelz aus dem Speichel ordentlich und vor allem andauernd vonstatten ging. Fakt war: Die Remineralisation lief einfach besser, wenn die Anordnung des Pellikels intakt war.[144]

Säuren gelangten unter anderem über die Nahrung beziehungsweise mit Getränken in den Mundraum. Was von außen in die Mundraumgalaxie hineingeriet, hatte also entscheidenden Einfluss darauf, ob das Planetensystem der Zähne im Gleichgewicht blieb oder sich nach und nach auflöste.[145] Gefahren für Unfrieden und Instabilität lauerten allerdings unbemerkt an jeder Ecke. Denn wie sich herausstellte, war das Pellikel nicht nur für totes Zellmaterial ein Haftgrund, sondern auch für einige Bakterien. Diese waren erstmal harmlos und an sich keine Gefahr für das friedliche Zusammenleben auf dem weißen Zahnplaneten.[146]

Anfänglich handelte es sich nur um einige kugelförmige Streptokokken und Veillonella, paarige Neisseria-Kugeln aus der Familie der Diplokokken und langgestreckte, verzweigte Stäbchenbakterien der Gattung Actinomyces. Sie alle zeigten sich durch ihre Haftung zum Pellikel sehr spezialisiert und waren das sichere Fundament für die weitere Besiedelung.[147] Um mal einen Spezialisten beim kompletten Namen zu nennen: Streptococcus sanguinis verfügte beispielsweise über den richtigen biochemischen Anker, um das Zahnpellikel zu kapern und dauerhaft an diesem anzudocken.[148] Eigentlich steckte kein schlechter Gedanke dahinter. Diese Spezies wollte nur einen Ort finden, an dem sie friedlich mit anderen zusammenleben konnte, und war ein Mitstreiter für einen gesunden Mundraum.[149] (Einige sind sogar der Meinung, dass die Zusammensetzung dieser ersten Siedler dafür entscheidend sein könnte, ob die entstehende Bakterienkommune dem Körper irgendwann Ärger bereitet, also einmal verantwortlich für Karies und dicke Löcher in den Zähnen ist.[150] Andere behaupten, dass diese Weichen erst später im Rahmen des weiteren Aufbaus der Kommune gestellt werden.[151])

Nachdem das Fundament durch eine sichere Bindung gewährleistet war, wollten sich schnell auch andere bakterielle Siedler hinzugesellen, die alle auf der Suche nach einem neuen Lebensraum in der Mundraumgalaxie waren. Spezialisten für den Brückenbau waren gefragt, die es ermöglichten, noch weitere Stockwerke auf dem Bakterienfundament entstehen zu lassen. Dafür wurden Fusobakterien rekrutiert. Sie waren schlank, stäbchenförmig, hatten spitze Enden und waren für die anspruchsvollen Ausbauarbeiten wie gemacht. Außerdem wurden noch die spindelförmigen Stäbchen Tannerella, die halbmondförmigen Selenomonas und die vielgestaltigen Stäbchen Prevotella intermedia für den weiteren Aufbau der Kolonie angeheuert.[152]

Bei ihrer Einrichtung wurde auf eine offene Architektur geachtet. Kanäle und Straßen wurden angelegt, die von außen bis zum Zahnschmelz führten.[153] So sollten der Austausch von Nahrung und der reibungslose Stoffwechsel gewährleistet sowie Staus jeder Art vermieden werden. Moleküle konnten gestoppt oder kontrolliert in die Bakterienkommune gebracht beziehungsweise abgesondert werden.[154] Der Wohlfühl-PH-Wert konnte innerhalb der Kommune je nach Spezies regional eingestellt werden, sodass jeder Bewohner die optimalen Wohnbedingungen vorfand.[155] Eine Glanzleistung moderner Bakterienarchitektur, die voll auf Funktionalität und Sicherheit ausgerichtet war.

Nachdem der Aufbau erfolgreich verlaufen war, kamen schnell weitere Bewohner hinzu und nisteten sich ebenfalls ein. Es war ein weltoffener, multikultureller Haufen, weswegen mit dem Candida albicans auch die ersten Pilze hier ein Zuhause fanden.[156] Unter den neuen Bewohnern waren allerdings auch einige potentielle Ganoven, die von den anderen, harmoniebedürftigen Bakterienspezies zum Glück dominiert wurden. So konnten sie erst mal keinen Blödsinn verzapfen.[157] Ein prominentes Beispiel für einen Störenfried, das immer wieder mit Karieserkrankungen in vielen anderen Mundraumgalaxien genannt worden ist, war die Bakterie Streptococcus mutans.[158] Gerüchten zufolge hatte diese Spezies schon häufiger das ausbalancierte Leben im Mikrobiom, also dem friedlichen Zusammenleben aller Arten, so durcheinander gebracht, dass die Kommune auf einmal zu einem exzessiven Säureproduzenten wurde, was den Zahnschmelz innerhalb kurzer Zeit auflöste.[159]

Die Reparaturmechanismen des Speichels kamen einfach nicht mehr hinterher, Schlimmeres zu verhindern. Die genauen Zusammenhänge, wie es zu diesen Terrorakten kommen konnte, waren noch nicht klar. Schuldige, Mitläufer, Helfer und Helfershelfer konnten bisher nie genau ermittelt werden. Allerdings waren an den Tatorten immer wieder große Mengen Streptococcus mutans anzutreffen, sodass die Ausrede »zur falschen Zeit am falschen Ort« die Sicherheitskräfte der Mundraumgalaxie langsam nicht mehr zufriedenstellte.[160] Noch verhielten sich alle Bakterien der Gattung Streptococcus mutans auf unserem Zahnplaneten jedoch auffällig harmonisch.

Schön war das Leben im aktiven Biofilm. Und dessen Bewohner vermehrten sich putzmunter durch Zellteilungen, vernetzten sich und gingen untereinander feste Verbindungen und Freundschaften ein, in denen man sich übereinander unterhielt und sich bei der Nachbarschaftshilfe auch mal gegenseitig mit hilfreichem Genmaterial versorgte.[161] Es herrschte ein ökologisches Gleichgewicht. Durch den Austausch von Signalmolekülen, Stoffwechselprodukten und genetischem Material wurde rege miteinander kommuniziert, um das Zusammenleben im engen Kontakt immer wieder neu zu koordinieren und an jede Situation in der Mundraumgalaxie anzupassen.[162] Es gab schon Forschende, die diesen sich auftürmenden aktiven Biofilm mit den geschäftigen Büro- und Wohnvierteln großer Städte auf dem Planeten Erde verglichen haben. Auch hier sind das soziale Miteinander, die Kommunikation und das Netzwerken der Schlüssel für das erfolgreiche Zusammenleben einer großen Gemeinschaft.[163]

Es bestand Arbeitsteilung: Die einen waren für die Haftung zuständig, die anderen besorgten von außen Nahrung, dritte waren beispielsweise im Dienst der Müllentsorgung.[164] Gerade in den Anfangstagen der Kolonie standen vornehmlich Speichelbestandteile auf dem Speiseplan der ersten Bewohner.[165] Im Laufe der Besiedelung wurde schließlich Zucker das Grundnahrungsmittel und der Universalbaustoff in der Bakterienkommune. Zum einen sorgte dieser für einen guten Appetit, brachte den Bakterien Lebensenergie und wurde dabei zu Säure verstoffwechselt.[166] Zum anderen wurden kleine Zuckermoleküle von den fleißigen Bakterien zu riesigen Molekülen zusammengesetzt. Aus diesen Mehrfachzuckern wurde in kürzester Zeit eine äußere Schutzschicht aufgebaut, gegen die das Immunsystem und antibakterielle Substanzen (zum Spülen vor Ort oder ein vom Körper geschlucktes Antibiotikum) keine Chance hatten.[167]

Die klebrige Zuckermauer saugte sich mit Wasser voll und quoll auf. So konnten Hunger- und Trockenperioden überstanden und Nahrung für schlechte Zeiten gespeichert werden. Außerdem herrschten optimale Bedingungen, damit sich noch weitere Bewohner der Mundraumgalaxie an den Biofilm anhaften konnten. Wie ein Kleber hielten diese sogenannten Polysaccharide die Bakterienkommune aus unterschiedlichsten Spezies zusammen, gaben allen Bewohnern und Teilen Stabilität, wie ein Stützskelett. Die Polysaccharidmatrix war sozusagen der schleimige und klebrige gesellschaftliche Kitt im aktiven Biofilm.[168]

Neben dieser ersten Bakteriensiedlung hatten sich zur gleichen Zeit weitere Kommunen gebildet, die jetzt immer mehr miteinander verschmolzen, bis sich, wie in einem dicht besiedelten Ballungsgebiet, ein durchgängiger Plaquerasen ausgebildet hatte. Das gab der Konstruktion noch mehr Stabilität und Anhaftungsmöglichkeiten, sodass bald eine Megakolonie entstand.[169] Immer mehr Spezies wollten sich niederlassen, der aktive Biofilm wuchs immer weiter in die Höhe. Eines Tages war der Zahnplanet hoffnungslos überbevölkert. Es war einfach zu viel geworden und es gab nicht mehr genug zu essen für alle. Das Bakterieneldorado war passé und die Lebensqualität nahm stetig ab.[170]

Ein Teil der unteren Kommune beschloss deswegen, einige äußere Schichten, wie bei einer Häutung, loszuwerden. Das war gemein, sicherte aber das Überleben der anderen. Ohne dieses Anhängsel waren sie als Gemeinschaft unter den momentanen Bedingungen einfach besser dran. Die Verschwörer schickten Enzyme los, die in der Lage waren, die Bindung von Mitbewohnern an die Kommune aufzuheben. Die Verstoßenen hatten mittlerweile allein ohnehin größere Überlebenschancen als in der Kommune. Und weg waren sie.[171]

Einige Sauerstoff liebende Bakterien, die vornehmlich in den oberen Schichten lebten, verließen freiwillig das ehemalige Eldorado, da sie sich mit den ohne Sauerstoff lebenden Bakterien in den unteren Schichten der Bakterienkommune nicht mehr gut verstanden und sich in dieser Umgebung sehr unwohl fühlten.[172] Dabei hatten gerade sie dafür gesorgt, dass diese Sauerstoffmuffel aus dem unteren Bereich in der sauerstoffreichen Mundhöhle geschützt waren.[173]

Manchmal reichte auch nur eine kleine äußere Krafteinwirkung, um die ausufernde Neubesiedelung loszuwerden und den Ballast an der Oberfläche einfach am Stück in die Weiten der Mundraumgalaxie abbrechen zu lassen.[174] Die Überbevölkerung hatte auch zu einer vermehrten Gasbildung im aktiven Biofilm geführt, weswegen Teile der Kommune des Öfteren kurzerhand weggesprudelt wurden. Blubber, blubber, blubber und weg war einer der bakteriellen Wohntürme.[175]

Gerüchte mehrten sich auch über Hohlräume, in denen einzelne ungebundene Spezies wie in einer abgeschlossenen Höhle lebten, bis die Höhlenwand schließlich aufbrach und sich die Saat des aktiven Biofilms in einer unauffälligen Nacht- und Nebelaktion im Organismus verstreute.[176]

Nur Wenige in der Bakterienkommune machten sich Sorgen, dass die großen Mengen an verstoßenen Bewohnern auch ein Risiko für alle darstellte. Denn deren Suche nach einem neuen Lebensraum und die Neubesiedelung des Wirtsorganismus konnte mit bedrohlichen Infektionen einhergehen.[177]

So ging das stetig hin und her. Mitbewohner verließen die Kommune freiwillig oder wurden rausgeworfen. Dafür kamen auch immer wieder neue hinzu. Ein Gleichgewicht war geschaffen. Gerade für die alteingesessenen Kommunenmitglieder waren die Lebensverhältnisse gut und stabil. Die sogenannte ökologische Plaquehypothese war als gesellschaftliche Grundlage des Zusammenlebens vieler verschiedener Spezies wie eine Art Grundgesetz anerkannt. Sie besagte, dass das vielfältige Miteinander in der Kommune effizient und ökologisch an den Wirt und die äußeren Umstände, die er bot, angepasst war. Wie fragil diese Gesellschaftsform jedoch war, sollte sich bald herausstellen. Denn ein fürchterlicher Sturm war dabei aufzuziehen.[178]

Kampf um Mutter Dentin

Eine wilde Bakterienhorde lässt Karies entstehen

Säurebildende und säureresistente Bakterien putschten gegen den Rest der Kommune, vermehrten sich explosionsartig, gewannen immer mehr die Oberhand und verdrängten so die anderen Spezies. Das friedliche Zusammenleben lief aus dem Ruder und das Gleichgewicht im aktiven Biofilm war gestört. Der PH-Wert rückte zunehmend in Richtung sauer.[179]

Den Anfang machte die uns bereits bekannte Spezies Streptococcus mutans, die bisher in kugel- beziehungsweise eierförmigen Zweier- oder Dreierteams ein unauffälliges und gutbürgerliches Leben in der Gemeinschaft geführt hatte. Doch die grenzenlose Gier nach Zucker brachte sehr schnell das Schlechteste in ihr zum Vorschein. Rasch fanden sich Trittbrettfahrer. Auch die stäbchenförmigen Laktobazillen hatten sich für den sauren Straßenkampf gerüstet, keulenförmige Bifidobakterien stiegen ebenfalls in das dreckige Säuregeschäft ein.[180]

»Zucker ist das, was das Leben lebenswert macht. Ich kann gar nicht genug davon bekommen. Viel zu lange haben wir uns von den anderen unterdrücken lassen. Was kann ich dafür, dass die keine Säure vertragen?! Jetzt bin ich auch mal dran!«, schrie eine eierförmige Kokke in ihrem Zuckerrausch und hatte dabei einen ganz irren Blick.

»Ich bin dabei! Es ist mir egal, wenn den anderen unsere Säure nicht gefällt. Ich lebe nur einmal und das Leben ist kurz. Ich werde ab jetzt so viel Zucker essen, wie ich kann«, gab eine recht dürre Laktobazille der Kokke recht und stürzte sich ausgehungert auf heranschwirrende Zuckermoleküle.

»Redet nur, ich fresse lieber«, nuschelte eine grantige Bifidobakterie mit vollem Mund, während sie einen ordentlichen Schub Säure in ihre Umgebung abgab.

Sie alle wollten so viel wie möglich vom Zuckerkuchen abhaben. Ein Nebeneffekt der Fresserei war, dass sich die drei Gattungen schlagartig vermehrten. Das friedliche Gleichgewicht und die ausgewogene bakterielle Vielfalt waren dahin.[181] Aber wie war es dazu gekommen?

Der Wirt hatte aus Frust angefangen, ordentlich Zucker in sich hineinzustopfen. Das gefiel auch den Bakterien in der Plaque. Es gab reichlich zu futtern. Es war das reinste Festmahl. Durch die hohe Verstoffwechslung von Zucker wurde allerdings auch immer mehr Säure in der Kommune ausgeschieden, was den PH-Wert in Richtung sauer absinken ließ. Ein Teufelskreis begann, denn das gefiel vor allem den säurebildenden und säuretoleranten Gattungen, sodass nochmal mehr Säure produziert wurde.[182]

Genauso, wie es einige vor ihrer Auswanderung ins einstige Eldorado der Mundraumgalaxie in Legenden gehört hatten, war es schließlich gekommen: Säuren lösten Tag und Nacht Calciumphosphat aus dem Zahnschmelz. Die im Speichel eigentlich mehr als genug vorhandenen Calcium- und Phosphationen kamen nicht mehr mit den Reparaturen hinterher, bald war ein dauerhafter Schaden entstanden.[183]

Gut, immerhin wurde einmal am Tag, dann allerdings recht lieblos, mit einer fluoridhaltigen Zahnpaste geputzt. Fluorid kann bei den Reparaturen und Renovierungsmaßnahmen da unterstützen, wo der Speichel mit seinem flüssigen Zahnschmelz nicht mehr alleine hinterherkommt. Vielmehr noch: Das Fluoridion aus der Zahnpaste sorgt dafür, dass es mit seinem Einbau in den Zahnschmelz das Kristallgitter noch stärker macht als zuvor und dieses damit auch widerstandsfähiger ist gegen einen aus Zucker gemachten Säureangriff, wie er gerade einer großen Flutwelle gleich über unseren Zahnplaneten schwappte.[184] Doch bald reichte dies nicht mehr aus, um irreparable Schäden zu verhindern. Kaum war eine Stelle im Schmelz remineralisiert, kam schon die nächste Säureattacke und begann erneut, ätzend an der Schutzbarriere des Zahns zu knabbern. Der stete Tropfen höhlte also den Stein.

Es war passiert: Im Schmelz des anfänglichen Eldorados hatte sich etwas verändert. Erst war die Stelle von der Säure ganz weißlich angeätzt worden, weil so viele winzig kleine Schmelzbausteine herausgelöst worden waren.[185] Die Oberfläche wurde daraufhin rau und porös. Fachleute sprechen hier auf einem Röntgenbild von einer E1-Läsion. Der Schmelzpanzer wurde schließlich so löchrig, dass sich eine siebartige Pforte für die Säuren auftat, weshalb diese noch tiefer in den Schmelz eindringen konnten. Bald waren Teile des Schmelzes bis in die innere Schmelzhälfte durchlöchert. Dieses Stadium wird auf Röntgenbildern als E2-Läsion bezeichnet.[186]

Eine höher konzentrierte Fluoridierung genau am Ort des Geschehens hätte bei dieser frühen Schmelzkaries vielleicht noch helfen können.[187] Es wurde allerdings nichts unternommen, sondern nur weiterhin ordentlich Zucker gefuttert, der in Säure umgewandelt wurde.

Und so arbeiteten sich die Säuren immer weiter vor, bis die ersten Übeltäter anfingen, im Dentin ihr ätzendes Unwesen zu treiben. Noch war der durchlöcherte Schmelzpanzer nicht eingebrochen. Diese D1-Läsion im äußeren Dentindrittel hätte man, wie die vorangegangenen Läsionen, auch noch mit Salzsäure zugänglich machen und nach Spülung und Trocknung mit einem fließfähigen Kunststoff infiltrieren können. Dieser hätte mit Licht ausgehärtet werden können, sodass der Schmelzpanzer an den undichten Stellen wieder verschlossen und vor weiteren Angriffen geschützt gewesen wäre.[188] Nichts von alledem passierte. Die sogenannte Kariesinfiltration blieb aus. Der Verfall ging ungebremst weiter.

Irgendwann hielt der wie ein Sieb durchlöcherte Schmelz nicht mehr stand und brach zusammen. Ein großes Loch hatte sich gebildet, über das jetzt Bakterien ungebremst in das Zahninnere gelangen konnten. Fachleute sprechen hier von einer D2-Läsion, die sich bis in das mittlere Drittel des Dentins erstreckt.[189] Das unter dem Schmelz gelegene Dentin, das auch als Zahnbein bezeichnet wird, ist knochenähnlich und nicht so widerstandsfähig wie der Schmelzpanzer. Das Kristallgitter ist hier wesentlich kleiner und von einem Kollagennetzwerk durchzogen. Die eingedrungenen Bakterien und die von ihnen gebildeten Säuren zerstörten unter dem Schmelz noch schneller als zuvor die Zahnhartsubstanz. Wie in einem Bergwerk hatten sich die Bakterien über einen kleinen Schmelzschacht Zugang zum verletzlicheren Zahninneren verschafft. Sie begannen den Zahn regelrecht auszuhöhlen, indem sie das Dentin unter dem Schmelz verfaulen ließen. Von außen sah der Zahn deswegen noch ganz normal aus. Niemand konnte ahnen, welche massive Zerstörung unter dem Schmelz vor sich ging.

Noch schlimmer: In dieser Höhle fühlten sich vor allem säurebildende Bakterien wohl, die jetzt direkt vor Ort ihre zerstörerische Arbeit effektiver als je zuvor fortsetzen konnten und alle anderen dominierten. Keine Zahnbürste, keine Zahnseide der Welt konnte sie in ihrem Versteck erwischen, weshalb sie sich auch noch wie die Karnickel vermehrten. Mit dem langgestreckten und verzweigten Actinomyces-Bakterium hatte sich außerdem ein neuer Trittbrettfahrer in der Dentinhöhle breit gemacht.[190] »Ich nehme die Wohnung«, hatte einer der ersten dieser Gattung grinsend gesagt, als er zufällig in das Zahninnere gelangt war.

Die Alarmanlage verschiedener Zellen in der Pulpa war schon scharf geschaltet. Spezialisierte Zellrezeptoren waren in der Lage, eine riesige Bandbreite an Übeltätern anhand unzähliger Indizien zu identifizieren. Die Bösewichte trugen unverkennbare Merkmale und hatten während ihres Vandalismus eindeutige Spuren hinterlassen, wobei bakterielle Nebenprodukte frei wurden und in der Flüssigkeit der Dentinkanälchen in Richtung Pulpa schwammen. Die Pulpazellen würden bei deren Erscheinen in Form von Botenstoffen sofort das Immunsystem um Hilfe bitten. Denn in solchen bedrohlichen Situationen musste konsequent gehandelt werden: Die Eindringlinge und die infizierten Zellen mussten so schnell wie möglich weg.[191]

Noch war die letzte Schlacht für das verletzliche Zahninnere nicht geschlagen. Wie wir wissen, gibt es spezialisierte Zellen im Weichgewebe des Zahninneren, die über die Dentinkanälchen mit ihren Fortsätzen das Dentin ernähren und ausbilden. Im Ernstfall haben sie auch die Möglichkeit, das Weichgewebe im Inneren zu beschützen. Auf unserem Zahnplaneten waren die Odontoblasten die Hüter des Dentins.[192] Der altehrwürdige Stand war durch angeschwemmten Stoffwechselmüll und Bakterienbestandteile der erste, der wusste, dass sich da jemand eingenistet haben musste. Die Beunruhigung im Inneren des Zahns war groß. Fiel das Dentin, waren sie schutzlos ausgeliefert.[193]

Rezeptoren der Odontoblasten hatten die Bakterienbestandteile eindeutig identifiziert. Daraufhin wurde eine Signalkaskade ausgelöst, um das Immunsystem zu informieren und die Mobilmachung der Verteidigung zu organisieren. Die Antwort sollte eine heftige Entzündungsreaktion sein, die allen Eindringlingen den Garaus machen sollte.[194]

Auch Signalmoleküle, die im Rahmen der zerstörenden Demineralisation freigesetzt worden waren und vom Kriegsschauplatz hergeeilt kamen, bestätigten schließlich, dass es einer Horde bakterieller Eindringlinge gelungen war, die Schmelzbarriere zu überwinden und sich einzunisten.

»Sie haben begonnen, das Kristallgitter des Dentins aufzulösen und das Kollagennetzwerk absterben zu lassen. Sie hinterlassen nichts als Zerstörung. Es ist grauenhaft«, berichtete außer Atem ein Augenzeuge den ranghöchsten Odontoblasten, die im ersten Verteidigungsgürtel zwischen Pulpa und Dentin ihren Dienst taten.

Die Hüter des Dentins schlugen sofort Alarm und wurden aktiv. Sie machten das, was Lebewesen seit Anbeginn der Zeit tun, wenn sie sich schützen wollen: sich verbarrikadieren, sich panzern, um sich diese Schädlinge vom Leib zu halten. Die Odontoblasten fuhren deswegen ihre Aktivität hoch, um einen Schutzwall aus sogenanntem Tertiärdentin zu bilden, das auch als Reaktionsdentin bezeichnet wird.[195]

»So einfach werden wir uns nicht geschlagen geben. Wir werden den Rest des Zahns mit einem Bollwerk schützen, um diese saure Bande zu stoppen«, versuchte ein Odontoblast den anderen Zuversicht zu spenden.

Wie das aber immer so ist mit Mauern in der Geschichte, werden sie entweder irgendwann an etlichen Stellen undicht, bis sie schließlich überrannt werden, oder sie werden trotz großer Ankündigungen erst gar nicht pünktlich fertig. Auf lange Sicht bringt

Mauern jedoch nichts, wenn man innerhalb und außerhalb der Mauer keine zuverlässigen Verbündeten findet.

»Alleine werden wir es nicht schaffen! Wir brauchen auch das Immunsystem, um diese Bande aufzuhalten. Ich hoffe, es hat gerade nicht zu viel zu tun und kann uns helfen, die Störenfriede zu vertreiben«, meinte ein Odontoblast, der sonst eher introvertiert seinen Dienst tat, beunruhigt. Die anderen Dentinhüter nickten mit ihren langen Fortsätzen zustimmend. Das Immunsystem wurde nochmals informiert und sicherte zu, die vermaledeiten Störenfriede mit einer massiven Entzündungsreaktion abzuwehren.[196]

Sogar die unter den Odontoblasten liegenden Fibroblasten, die normalerweise fleißig und ruhig die Bestandteile für das Stützskelett des Bindegewebes in der Pulpa herstellten und zusammenfügten, fingen an, nach der Immunabwehr zu rufen, als der verräterische Bakterienmüll schließlich auch bei ihnen angelangt war und sie diesen mit ihren Rezeptoren eindeutig identifiziert hatten.[197]

»Man, man, man, das Immunsystem da draußen im Mund hat wieder mal geschlafen. Jetzt müssen wir von der inneren Abteilung die Kohlen aus dem Feuer holen«, schimpfte eine Killerzelle, die insgeheim schon ganz heiß auf ihren Einsatz an der Dentinfront war. Sie war darauf spezialisiert zu töten und machte sich in der Einsatzzentrale der nahegelegenen Lymphknoten bereits mit den Eindringlingen vertraut. Denn kein Unschuldiger sollte bei diesem Job zu Schaden kommen.[198]

Da jedoch der gefräßige Wirt, der Mensch, weiter Zucker in sich hineinschaufelte, nährte er damit die Armee der Kariesbakterien und sorgte dafür, dass diese immer größer und aggressiver wurde. Und wäre da nicht ein leichtes Ziehen gewesen, auf das der Mensch beim Einatmen kalter Luft aufmerksam geworden wäre, hätte er wahrscheinlich keinen Termin bei seinem Zahnarzt ausgemacht, um mal nachsehen zu lassen, was da los war.

(Durch die bakteriellen Eindringlinge entsteht eine Überreaktion vor allem auf Kälte und Süßes. Ein Kältetest ist deswegen beim Zahnarzt ein wichtiger Hinweis: Reagiert ein Zahn im Vergleich zu den anderen Zähnen übertrieben stark auf den Kaltreiz oder sogar mit einem plötzlichen, ziehenden Schmerz, der wieder vergeht, ist das ein Indiz für eine Reizung des Zahninneren.[199])

Generell gilt in der Zahnmedizin: Je früher eine kariöse Stelle erkannt wird, desto einfacher und schneller lässt sie sich behandeln. Bis die Extraktionszange abschließend angesetzt werden muss, ermöglichen unterschiedliche Therapien den Zahnerhalt. In den nächsten Absätzen können wir das Hin und Her der fiktiven Todesspirale unseres Zahns verfolgen, die zeigt, wie die Zwischenstadien einer fortschreitenden Karies im Verlauf immer schwieriger und aufwendiger in den Griff zu bekommen sind.

Denn noch wäre die Infektion des Zahns reversibel gewesen, die Pulpa hätte also noch die Möglichkeit gehabt, mit Hilfe des Immunsystems die Eindringlinge auszumerzen. Bis dahin war sie nämlich bakterienfrei und litt nur indirekt unter der Infektion.[200]

Der Zahn wäre durch die durchbrochene Schmelzbarriere allerdings weiter offen wie ein Scheunentor geblieben. Die Karies hätte sich schließlich bis in das pulpanahe Dentin vorgearbeitet. (Auf dem Röntgenbild wird das als D3-Läsion bezeichnet.[201]) Die Bakterien wären also ungebremst weiter eingedrungen. Ein akuter Entzündungs- und Schmerzzustand wäre zu diesem Zeitpunkt schon jederzeit möglich gewesen.[202]

Wäre das Loch im Zahn bemerkt und von einem Zahnarzt mit einer simplen Füllung therapiert worden, hätte sich die Pulpa zu diesem Zeitpunkt noch komplett erholen können. Das kranke zerstörte Zahnmaterial wäre entfernt, die ungebetenen Gäste größtenteils rausgeworfen und der Zahn mit einer dichten Füllung gegen neue Bakterienbewohner und deren fiesen Säureangriff von außen versiegelt worden. Dann wäre wieder Ruhe im Karton gewesen.[203]

Wäre der Zahn allerdings unbehandelt geblieben, hätten es die Bakterien schließlich geschafft, die Pulpa einzunehmen. Die Entzündung wäre jetzt irreversibel, also unumkehrbar gewesen. Möglicherweise wäre es schon zu spontanem Dauerschmerz gekommen. Die Reaktion auf einen Kältetest beim Zahnarzt hätte intensiv und langanhaltend ausfallen können. Der Zahn hätte aber auch – wie in vielen anderen Fällen in diesem Stadium – einfach ruhig bleiben können.[204]

Wäre weiterhin nichts unternommen worden, hätte das Zahninnere schließlich mit einer erhöhten Durchblutung reagiert, um für jede Menge immunologischen Truppennachschub gegen die Eindringlinge zu sorgen. In der Pulpahöhle hätte sich durch diese Schwellung des Gewebes allerdings immer mehr Druck aufgebaut, was schließlich zu einer mangelhaften Versorgung und womöglich zu einer Reizung der Nervenzellen in der Pulpa geführt hätte. Langanhaltende Schmerzen auf Warmreize wären für den Wirt die Folge gewesen.[205]

Die Immunantwort auf die Eindringlinge wäre im weiteren Verlauf so heftig gewesen, dass aufgrund der zunehmenden Schwellung eine schlechte Versorgungslage entstanden wäre, weshalb Schritt für Schritt immer mehr Teile der Pulpa den Geist aufgegeben hätten. Das Waffenarsenal des Immunsystems und der exzessive Gegenangriff hätten also im Grunde genommen selbst zum Untergang des Weichgewebes im Zahninneren geführt.[206] Der klassische Overkill.

Nach dem Tod der altehrwürdigen Odontoblasten, die heldenhaft in der ersten Reihe gekämpft hätten, hätten die Fibroblasten noch mit letzter Kraft begonnen, einen Schutzwall aus verkalktem Narbengewebe aufzubauen, um den Weg in das Körperinnere zu versperren. Die Eindringlinge wären bei ihrer Offensive allerdings zu schnell vorgerückt, sodass es zu spät gewesen wäre.[207]

Die Kariesbakterien hätten sich mit Hilfe von Säure weiterhin ihren zerstörerischen Weg gebahnt, bis der Dentinwall der Odontoblasten überwunden, das Immunsystem überrumpelt und das sensible Weichgewebe im Zahninneren letztendlich infiziert worden wäre. Die Pulpenhöhle wäre von anaeroben Bakterien besetzt worden, denn hier wären sie vor dem für sie lebensgefährlichen Sauerstoff sicher gewesen. Sie wären bis in das verzweigte Wurzelkanalsystem vorgedrungen, um Schutz zu suchen. Sie hätten jede Nische besiedelt, hätten für Entzündungsherde gesorgt und nach und nach alles absterben lassen.[208]

Das Immunsystem hätte die Schlacht um den Zahn verloren. Das Weichgewebe im Zahninneren wäre als Folge komplett abgestorben. In der Fachsprache bezeichnet man dies als Nekrose. Kälte kann der Zahn übrigens in so einem Zustand nicht mehr spüren, da ohne Nerven auch keine Reizleitung mehr möglich ist.[209]

»Hey, in diesen winzigen Seitenkanälchen finden wir den optimalen Lebensraum, keiner wird uns hier stören«, hätte möglicherweise eine besonders runde Kokke erfreut gejauchzt, wenn sie das weit verzweigte und verästelte Kanalsystem entdeckt hätte, das von den Hauptkanälen abging.[210]

»Hier gibt es so viele Nischen, wer will uns jemals hier vertreiben? Das ist das wahre Eldorado für Bakterien«, hätte womöglich eine in einer Perlenkettenformation angeordnete Enterokokke frohlockt, die sich dem Sturm auf das Innere des Zahns in der Hoffnung auf einen neuen Lebensraum angeschlossen hätte. Sie hätte vielleicht hämisch gelacht, bevor sie mit dem Rest der Bakterienkette in einen kleinen Seitenkanal eingebogen wäre.[211]

»Wir haben auch keine Lust auf Sauerstoff. Ehrlich gesagt, wir können ihn nicht ertragen. In diesem unerreichbaren Nebenkanal sind wir ihn endlich los«, hätte ein Teil eines unzertrennlichen Kugelpärchens der Spezies Peptostreptococcus bemerkt. Und schwupp, wären beide verschwunden gewesen, um voller Tatendrang Schmerz zu verursachen.[212]

Bald hätten sich in jedem düsteren Winkel des Wurzelkanalsystems zwielichtige Bakteriengestalten getummelt. Nachdem das Immunsystem im Inneren des Zahns ausgeschaltet worden wäre, hätte bakterielle Anarchie geherrscht, in der verschiedene Bakterienstämme versucht hätten, das eroberte Neuland zu besiedeln.[213]

Noch hätten diese das Zahninnere aber nicht über die winzigen Wurzelkanalausgänge in den Restkörper verlassen. Hätten die Bakterien den Knochen unter dem Zahn über die Wurzelkanalausgänge erreicht, hätte schon ein leichtes Klopfen auf den Zahn gereicht, um einen dumpfen Schmerz auszulösen oder zu verstärken. Deswegen wird dies, wie bei einem Drumset, auch Perkussion genannt. Ein Druckschmerz, verursacht durch eine

Palpation, in diesem Fall das Drücken mit der Fingerkuppe am Kiefer im Bereich der Wurzelspitze, wäre ebenfalls ein Indiz dafür gewesen, dass die Eindringlinge sich hier schon tummelten.[214]

Die in den Hauptorganismus eingedrungenen Bakterien hätten dort im schlimmsten Fall nicht nur den Knochen infiziert, sondern auch eine dicke, fette Eiterblase, einen sogenannten Abszess, zur Folge haben können. Spätestens dann hätte ein Zahnarzt eingreifen und mit dem Skalpell die Blase öffnen müssen, um den aufgestauten und drückenden Eiter zu entfernen und den Hohlraum zu desinfizieren.[215] Ein Antibiotikum, das möglichst vielen Bakterien den Garaus macht, hätte den restlichen Körper hier zusätzlich vor der Bakterienflut schützen und das Abheilen unterstützen können.[216]

Die Karies hätte entfernt und der unterhöhlte Zahn mit einer Füllung stabilisiert werden müssen, bevor auch das abgestorbene Weichgewebe in der Zahnhöhle mit dem Bohrer hätte entfernt und mühevoll mit kleinen Minifeilen aus den Wurzelkanälen herausgeschabt werden müssen, um die erweiterten Kanäle mit aggressivem Desinfektionsmittel fluten zu können.[217]

Anschließend hätten die Kanäle mit einem antibakteriellen Zement und Kautschukstangen, die auch Guttapercha genannt werden, gefüllt und die Wurzelkanaleingänge zum Restkörper verpfropft werden müssen, um den verbliebenen Bakterien den Lebensraum zu nehmen und eine unkontrollierte Vermehrung und Ausbreitung aus dem Zahninneren zu verhindern.[218] Ausschlaggebender für den Erfolg einer endodontischen Behandlung, also der Behandlung des Zahninneren, ist nach heutigem Kenntnisstand allerdings das gründliche Ausräumen und Desinfizieren des Wurzelkanalnetzwerks.[219]

Tatsächlich wird man die ungebetenen Untermieter in den Wurzelkanälen nie wieder komplett los. Man kann sie mit einer Wurzelkanalbehandlung nur möglichst gut in Schach halten. Sie sollen bleiben, wo sie sind, und im besten Fall keinen Ärger mehr für den umliegenden Restkörper bereiten.[220]

Klar ist, dass natürlich auch dafür gesorgt werden muss, dass nicht wieder Bakterien vom Mundraum in den Zahn eindringen.

Der Rest der natürlichen Zahnkrone – also das, was außerhalb des Knochens, umgeben von Zahnfleisch, vom Zahn zu sehen ist – hätte deswegen mit einer Aufbaufüllung versiegelt und stabilisiert werden müssen. Je nach Zerstörungsgrad hätte eine vom Zahntechniker gefertigte künstliche Krone den Zahn ringsherum und von oben stabilisieren und, so gut es eben geht, von Neuem gegen die winzigen Eindringlinge und gegen zerstörerische Kaukräfte schützen müssen. Nur mit einer dichten und präzise sitzenden Versorgung des so vorgeschädigten Zahns lassen sich erneute bakterielle Attacken aus dem Mundraum auf das Zahninnere und den Restkörper verhindern.[221]

Hätte die Karies jedoch so stark gewütet, dass nicht mehr genug von der natürlichen Zahnkrone übrig geblieben wäre, um einer neuen, künstlichen Zahnkrone ausreichenden Halt zu geben, wäre – bei all dem Fortschritt in der Zahnmedizin – immer noch die Zange die letzte mögliche Therapie gewesen.

Nichts von alledem war glücklicherweise geschehen. Dank des Spürsinns unseres zuckeressenden Patienten war er auf das leichte Ziehen an seinem Backenzahn aufmerksam geworden. Klar, die Isolierung fehlte jetzt an einer Stelle und der Durchzug bei offener Schmelztüre hatte über die Veränderung des Flüssigkeitsstroms in den Dentinkanälchen die Fortsätze der Odontoblasten gekitzelt. Diese fackelten nicht lange und gaben den Kältereiz über Nervenleitungen an das Gehirn weiter, das den Luftzug mit einem deutlich spürbaren Ziehen quittierte.[222] Der Termin beim Zahnarzt war ausgemacht, die Rettung war nahe.

Held mit Halbglatze!

Die Kunst der Füllungstherapie

Nun verlagerte sich das Kriegsgeschehen vom Zahnplaneten auf den Zahnarztstuhl, wo die Schlacht um Mutter Dentin schließlich ausgefochten wurde. Eine starke Allianz hatte sich gegen die bakteriellen Eindringlinge geformt: Zusammen mit der zahnärztlichen Gegenoffensive sollte nach allen Regeln der Kunst Schlimmeres verhindert werden.

»Hallo Herr Diefenbacher, wo hapert's denn?«, fragte ein kleiner, dicker Mann mit Halbglatze und Kinnbart, als er sich dem Zahnarztstuhl näherte und seine Hand zum Gruß ausstreckte. Er sah auf den ersten Blick gar nicht aus wie ein Retter in der Not, verfügte aber über zwei scharfe Augen, denen nichts entging, und eine Feinmotorik, die ihresgleichen suchte.

»Hier oben zieht es, wenn ich Luft einsauge«, entgegnete Herr Diefenbacher, der in diesem Moment sein kariöses Schicksal mit vielen anderen Menschen auf der Welt teilte. Er deutete mit seinem Zeigefinger auf den Ort, an dem alles mit einer harmlosen Bakterienbesiedelung begonnen hatte.

»Na dann gucken wir mal«, entgegnete der Zahnarzt, während er seine frisch desinfizierten, haarigen Hände unter cremefarbenen Gummihandschuhen verschwinden ließ. Er setzte sich auf seinen Stuhl, stieß sich mit einem Fuß ab und rollte dynamisch in Richtung Patient. Wohl dosiert kam der Hocker unmittelbar neben dem Behandlungsstuhl zum Stillstand. Mit einem Knopfdruck wurde Diefenbacher automatisch in die Horizontale bugsiert. Was er jetzt noch sah, waren eine Halbglatze, Augen, die durch eine Lupenbrille starrten, und ein Mundschutz, der den Kinnbart komplett verhüllte. Eine Behandlungslampe wurde in Position gebracht und knallte grell auf seinen Oralbereich.

»Hier, sagten Sie?«, hakte der Zahnarzt nach, während er mit einem starken Luftpuster auf die Zähne im oberen Backenzahnbereich blies.

»Ja, genau da!«, prustete Diefenbacher heraus, nachdem er erschrocken zusammengezuckt war. »Genau das ist der Schmerz!«

»Sie hatten nur auf einen Kaltreiz ein Schmerzempfinden, ansonsten nicht?«, führte der Zahnarzt sein Kreuzverhör fort.

»Ja, genau.«

»Aha, sehr verdächtigt«, ordnete der Zahnarzt diese Überempfindlichkeit detektivisch ein und vertiefte sich sofort mit gekrümmtem Rücken, sodass seine wohlgenährten Nackenfalten wie eine Ziehharmonika auseinandergingen und sich die Haut jugendlich straffte.

Ohne aufzublicken griff sich der Mediziner eine abgerundete Sonde vom Instrumententablett, das er zuvor über den Bauchbereich von Herrn Diefenbacher geschwenkt hatte. Vorsichtig streichelte er mit der Sonde wie mit einem kleinen verlängerten Finger an der Zahnoberfläche entlang, bis er einen verdächtigen Bereich ertastet hatte.[223]

»Ein gräulicher Schimmer im Zahnzwischenraum am letzten Zahn rechts oben deutet womöglich auf eine Karies unter dem Zahnschmelz hin. Der Zahn tanzt auch so ein bisschen aus der Reihe. Ist sicher schwierig zu reinigen«, resümierte der Zahnarzt, kramte mit seiner abgerundeten Sonde an besagtem Zahn herum und zeigte Herrn Diefenbacher seine großartige Ernte: eine dicke, fette Plaqueanlagerung.[224]

»Jetzt wird es mal kurz kalt. Einfach ja sagen, wenn Sie etwas spüren«, informierte der Zahnarzt, bevor er ein Stückchen Watte mit Kältespray benetzte und damit die Backenzähne rechts oben abtupfte.

»Ja, ja, ja, jaaaaaaaaaaaa«, antwortete Diefenbacher auf die vier kalten Tupfer hin, wobei der Kaltreiz beim letzten Zahn so richtig nach oben zu ziehen schien. Davon sichtlich unbeeindruckt begann der Zahnarzt sogleich, seine Zähne als Drumset zu benutzen, und trommelte mit dem Griff eines Mundspiegels auf den Backenzähnen rechts oben herum.

»Hat sich alles gleich angefühlt, oder?«, fragte er nach dem Ende seines Trommelkonzerts und gab folgenden Zwischenbericht: »Ich denke, Sie haben eine Karies am rechten oberen Backenzahn. Das Weichgewebe im Zahn scheint durch die Anwesenheit von Bakterien schon etwas gereizt, aber noch nicht infiziert zu sein. Wir machen jetzt kurz ein Röntgenbild, um das Ausmaß des Schadens bewerten zu können und eine Entzündung im Knochenbereich auszuschließen.«[225]

Gesagt, getan! Kaum im Röntgenzimmer angekommen, wurde von einer Assistentin die Bleiweste zum Schutz angelegt.

»Ganz schön schwer, das Ding«, dachte sich Diefenbacher, als es anfing, in seinem Lendenwirbelbereich zu zwacken.

Nachdem er sich auf den Röntgenstuhl gesetzt hatte, legte die Assistentin seitlich, entlang der Zahnreihe, einen Röntgenfilm ein, der beim Fixieren durch Zubeißen unangenehm an Gaumen und Mundboden drückte. Der Röntgentubus wurde auf den Film ausgerichtet und dann passierte alles ganz schnell. Die Assistentin verließ fluchtartig den Raum und im selben Moment, als sich die Tür schloss, ertönte das Auslösesignal.[226]

Schnurstraks ging es zurück ins Behandlungszimmer. Jetzt hieß es warten. »Was der Zahnarzt wohl gerade macht?«, überlegte Diefenbacher, während er seine sterile Umgebung musterte, die nur durch zwei Pop-Art-Bilder unterbrochen wurde.

Nach etwa fünf Minuten kam die Assistentin in das Behandlungszimmer, schaltete den am Schwenkarm befestigten Monitor an und begann, in Ordnersystemen herumzuklicken, bis ein Röntgenbild am Bildschirm aufpoppte. Auf ihm waren unschwer Zähne zu erkennen.

»Wie das aussieht, die Zähne riesengroß, so groß wie mein Kopf und alles in verschiedenen Schwarzweißtönen«, dachte Diefenbacher, als er das digitale Röntgenbild musterte. Er konnte nicht wirklich etwas Auffälliges erkennen. Die Assistentin verließ das Zimmer, es hieß wieder warten. Nach geschlagenen zehn Minuten kehrte der runde Zahnarzt zurück.

»So, dann gucken wir uns das mal zusammen an«, definierte er den nächsten Punkt auf der Agenda, während er auf seinem Stuhl heranflitzte.

Er schwenkte den Bildschirm noch näher an sich und seinen Patienten heran.

»Ha, so wie ich es mir gedacht habe! Sehen Sie hier an dem Backenzahn den dunklen Fleck?«, fragte der Zahnarzt, worauf Diefenbacher sogleich die Augen zusammenkniff, um aus seinem Sehorgan noch mehr Tiefenschärfe herauszuholen.

»Ja, jetzt, wo Sie es sagen«, antwortete Diefenbacher schließlich verunsichert, während der Doktor einen schwarzen tropfenförmigen Bereich mit seinem Zeigefinger umkreiste.

»Die gute Nachricht, die Karies scheint noch nicht wirklich nah an das Weichgewebe im Zahninneren gelangt zu sein. Sie hatten also gute Antennen. Auch an der Wurzelspitze ist keine Entzündung zu sehen. Ich denke, mit einer einfachen Füllung kriegen wir den Zahn wieder dicht und stabil. Mit 80 Euro Zuzahlung kann ich Ihnen eine zahnfarbene Kunststoff-Keramik-Füllung machen. Sie bräuchten dafür allerdings einen neuen Termin. Die alternative Kassenfüllung wäre Amalgam, das silberne Zeug.«[227]

»Nein, nein, nehmen Sie das zahnfarbene«, brachte Diefenbacher noch heraus, als sich ihm schon eine Hand entgegenstreckte und der runde Zahnarzt so schnell wieder verschwand, wie er gekommen war. Sein Arztkittel wehte beim Verlassen des Raumes im Laufwind wie ein Superman-Umhang.

»Was für ein schräger Typ, aber irgendwie vertraue ich ihm«, dachte Diefenbacher, während er das Behandlungszimmer verließ, um an der Rezeption einen Termin auszumachen.

Einige Zeit später. Der Behandlungstag war gekommen und Diefenbacher fand sich am gleichen Ort abermals in der Horizontalen wieder. Er war etwas aufgeregt, obwohl oder gerade weil es nicht das erste Mal war, dass er diese Prozedur über sich ergehen lassen musste. Er wusste, was ihn erwartete.

»So, jetzt betäuben wir das Ganze. Bitte mal aufmachen«, begann der heranrollende Zahnarzt die Behandlung. Direkt unterhalb des betroffenen Zahns fühlte Diefenbacher jedoch keinen Piks, sondern die Berührung eines getränkten Wattebauschs, den der Zahnarzt mit einer Pinzette über das Zahnfleisch gleiten ließ.

Nach einer Weile wurde sein Zahnfleisch an dieser Stelle taub.[228]

»Das war ja mal ein angenehmer Einstieg. Das kannte ich bisher anders«, war Diefenbacher überrascht und fand es irgendwie lustig, mit der Zunge am betäubten Bereich herumzuspielen. Blöd nur, dass nach einiger Zeit auch seine Zungenspitze anfing, taub zu werden.

»So, jetzt brennt es mal kurz«, kündigte der Zahnarzt an und Diefenbacher sah, wie die Spritze näherkam. »Der schwitzt aber ganz schön«, dachte er etwas nervös, als er bemerkte, dass die feuchten, dunklen Haare der Zahnarzthand am cremefarbenen Gummihandschuh klebten. Tatsächlich, bis auf ein kurzes Drücken war da wirklich nichts. Nun nahm die Taubheit stetig und deutlich spürbarer als zuvor zu.[229]

»Dann können wir loslegen, denke ich. Bitte den Mund wieder aufmachen«, sagte der Zahnarzt schließlich, nachdem er mit einem spitzen Instrument geprüft hatte, ob da noch was zu spüren war.

Das abgewinkelte Präparationsinstrument wurde sicher im Mund platziert, bevor sich an dessen Kopf der diamantierte und wassergekühlte Bohrer mit 40.000 Umdrehungen seinen Weg durch den Zahnschmelz bahnte, um an die darunterliegende Karies zu gelangen. Fast schon spielerisch schwenkte die Hand mit dem cremefarbenen Handschuh den Bohrer hin und her, bis das zerstörte, ganz matschige Dentin frei lag. Den Zugang durch den Schmelz versuchte der Zahnarzt so klein wie möglich zu halten, um diesen nicht unnötig zu opfern. Er hatte quasi einen Tunnel angelegt, durch den er die restliche erkrankte Zahnhartsubstanz gerade so erreichen konnte.[230]

Währenddessen wurde das Kühlwasser mit einem großen tosenden Sauger und einem kleinen im Mundwinkel zischelnden Sauger, der wie ein Strohhalm aussah, immer wieder entfernt. Das Weichgewebe im Zahn, die Pulpa, sollte natürlich nicht durch die hohe Reibung gekocht werden (Dann hätte man sie schließlich auch den Bakterien überlassen können).[231] Schon eine Erwärmung des Weichgewebes auf 42 Grad Celsius kann zu dessen Absterben führen.[232] Deswegen heißt es für den Zahnarzt immer gut kühlen während der Arbeit.

»Hoffentlich saufe ich nicht ab«, hatte Diefenbacher am Anfang Bedenken. Doch es ging alles gut. Ab und an tippte die Helferin mit dem kleinen Sauger gekonnt in tiefliegende Ecken, in denen sich die Soße sammelte, ohne einen Würgereiz auszulösen.

»Wir sind schon einmal im gesunden Schmelz. Jetzt wird es ein bisschen rumpeln«, kündigte der Zahnarzt an, während er das Instrument wechselte. Diefenbacher war das Rumpeln altbekannt. Er bereitete sich darauf vor, dass sein Hirn und alle darin befindlichen Sinne ordentlich durchgeschüttelt wurden. Wo hatte man auch sonst am menschlichen Körper eine so direkte Weitergabe von Schallwellen an den Knochen? Sonst waren sämtliche Knochen ja mit jeder Menge Haut und Muskeln isoliert. Hier befanden sich zwischen Zahn und Knochen jedoch nur ein paar winzige Faserchen und Häutchen.

»Ich hasse dieses Schädelbrummen«, dachte Diefenbacher noch, als der Zahnarzt den neuen Bohrer positionierte.

Wieder surrte dieser, der wie ein Kohlebagger das krankhafte, erweichte Zahnbein abschürfte, unter Wasserkühlung los. Zum Einsatz kam ein sogenannter Rosenbohrer, dessen metallische Blätter für den Abrieb sorgten. Das erweichte, demineralisierte Dentin war kein gutes Fundament, kein guter Haftgrund für eine Füllung, die möglichst lange halten sollte.[233] Gerade da, wo es nah an das Weichgewebe ging, war der Held mit der Halbglatze sehr vorsichtig und schonend. Den äußeren Randbereich umkreiste er dagegen immer wieder, um sicherzugehen, dass dieses äußere Drittel auf jeden Fall hart und vollkommen gesund war.[234] Verbliebene Bakterien waren weniger relevant. Sie würden unter der dicht versiegelten Füllung ohnehin nicht mehr an ihr heiß geliebtes Grundnahrungsmittel Zucker herankommen und deswegen elendig zugrunde gehen.[235]

Diefenbacher wunderte sich, wie zärtlich der Zahnarzt über die verfaulten Zahnanteile streichelte und so nach und nach jeden Winkel vom zerstörten Gewebe befreite.[236] Das hatte Diefenbacher anders in Erinnerung.

»Dann gucken wir mal, ob wir alles sauber haben«, verkündete der Zahnarzt, als er plötzlich innehielt. Auf seiner Stirn bahnten sich winzig kleine Schweißperlen ihren Weg.

Er nahm wieder die abgerundete Sonde vom Behandlungstablett und begann damit abermals wie mit einem dünnen verlängerten Finger zu tasten. Diefenbacher konnte hinter der Lupenbrille konzentrierte Augen unter buschigen Augenbrauen sehen, als der Arzt im Randbereich und im äußeren Drittel des Zahns kräftiger drückte. In Richtung Pulpa streichelte er nur sanft über die Oberfläche, um auf keinen Fall einzubrechen.[237]

»Da würde ich noch mal kurz drübergehen, dann können wir zumachen«, bewertete der Zahnarzt die Situation und im nächsten Moment summte Diefenbachers Schädel abermals auf. Dann war Ruhe, wie versprochen.

Doch zu früh gefreut, Diefenbacher: Kaum hatte die Muskelanspannung in dessen Körper nachgelassen, rollte der Zahnarzt auch schon wieder voller Tatendrang mit einem grellen Lappen, in dem etwas wie eine Klammer steckte, auf den Patienten zu.

»Damit wir das alles richtig trocken kriegen, kommt jetzt noch so ein grünes Gummituch in den Mund, aus dem nur die letzten beiden Backenzähne rausspitzen. Das Kunstoff-Keramik-Material und der Kleber mögen nämlich keine Feuchtigkeit. Einfach durch die Nase atmen«, hörte er noch, dann merkte Diefenbacher, wie die Klammer über seinen Backenzahn rutschte und das Gummituch, der sogenannte Kofferdam, mit einem Rahmen vor seinem Mundraum aufgespannt wurde.[238]

Nach etwas Hin- und Hergepfrimel, das dem Zahnarzt das erste Mal ein leicht genervtes Augenrollen entlockte, saß das Ding. Nur der Zahn mit Loch, das auch als Kavität bezeichnet wird, und der vordere Nachbarzahn lugten hervor. Ansonsten schmiegte sich das Gummituch entlang des Zahnfleischrands und störte nicht bei der Arbeit.[239]

Jetzt konnte auch ein kleines Metallförmchen zum Nachbarzahn angelegt und mit einem Holzkeilchen wie mit einem Zahnstocher zwischen den Zähnen fixiert werden. Die beiden Backenzähne wurden mit einem sogenannten Spannring links und rechts vom Metallförmchen auseinandergedehnt. Nahm man den Spannring später weg, fanden die Zähne automatisch wieder zueinander, sodass ein knackiger Kontakt zwischen den Backenzähnen entstehen konnte.[240] Und der ist wichtig! Wer will schon Essensreste zwischen den Zähnen hängen haben? Das ist der allerbeste Nährboden für Bakterien und damit für eine neue Karies beziehungsweise eine ordentliche Zahnfleischentzündung.[241]

»Jetzt kann es losgehen«, brummte der Zahnarzt erleichtert vor sich hin und griff nach einer kleinen blauen Spritze. Akribisch trug er erst blaues Phosphorsäure-Gel am Zahnschmelz auf, dann benetzte er auch das Dentin. Er bewegte das Gel mit seiner abgerundeten Sonde in jeder noch so kleinen Ritze hin und her und aktivierte es damit.[242]

Der Schmelz wurde dadurch aufgeraut und die sogenannte Schmierschicht, die beim Herausbohren am Dentin entstanden war, aufgelöst. Klar, bevor man klebt, muss man erst mal sauber machen.[243] Rauere Oberflächen haften besser als glatte und sind besser benetzbar mit dem Befestigungsmaterial.[244] Beides weiß jeder Fliesenleger. Natürlich spülte und saugte der Zahnarzt die 37%-ige Phosphorsäure nach einer Einwirkzeit von 60 Sekunden am Schmelz[245] und 15 Sekunden am Dentin[246] gründlich ab. Dabei wurden auch die herausgelösten Schmelzbausteine weggewaschen. Die blaue Einfärbung half dabei, alles zu erwischen. Ein netter Nebeneffekt: Die Phosphorsäure killte außerdem noch eine große Anzahl Bakterien, die noch immer zuhauf im Dentin hockten.[247]

Das Dentin wurde dabei nicht nur gereinigt, sondern auch das knäuelartige Kollagennetzwerk, das Eiweißgerüst des Dentins, und die Dentintubuli, also die Kanälchen, die zu den Odontoblasten führen, wurden freigelegt, sodass in beides später der Kleber, das sogenannte Adhäsiv, einfließen und hineingreifen konnte.[248] Das gibt Halt, wie ein extrastarkes Haargel.

Vorsichtig wurde nun mit dem Luftpuster getrocknet. Der Zahnarzt wollte die Odontoblasten mit ihren langen Fortsätzen schließlich nicht verärgern. Das Dentin wurde nicht übertrocknet, damit das freigelegte Kollagenknäuel nicht zusammenfiel. Man kann hier von einer leichten Verdunstung der überschüssigen Feuchtigkeit reden.[249] Beim Friseur pustet man die Frisur ja auch nicht einfach platt, sondern sorgt mit dem Fön für Volumen. Der geätzte Schmelz sah nach der Trocknung milchig-trüb aus.

Mit der Schichtung der Füllung konnte immer noch nicht begonnen werden. Das Problem: Die Kunststoff-Keramik-Füllung und das Dentin konnten sich nicht ausstehen. Das Dentin liebte die Feuchtigkeit, war also hydrophil, das Komposit dagegen hasste das kühle Nass, was in der chemischen Fachsprache als hydrophob bezeichnet wird.[250] Auf chemischer Ebene musste also ein Mediator her, der zwischen den Streithähnen vermittelte. Ein sogenannter Primer wurde mit einer Minibürste aufgetragen, der in seiner kurzen chemischen Strukturformel generell hydrophil war, aber auch ein hydrophobes Ende besaß. Weil die in Wasser gelösten Primermoleküle, auch Monomere genannt, sehr klein waren, konnten sie jede Ecke erreichen und sickerten als diplomatischer Vermittler in das Kollagenknäuel und die Dentintubuli.[251]

Abschließend wurde nur das Lösungsmittel Wasser ganz leicht mit dem Luftpuster verdunstet, um die Kollagenfrisur mit Monomerflüssigkeit nicht wieder platt zu machen. Umso mehr dem Dentin also »die Haare« zu Berge stehen, umso schöner und kompletter kann der Haftverbund in das Knäuel hineingreifen und jede noch so kleine Nische benetzen. Spalten zwischen Dentin und Verbund werden verhindert, was fiesen Aufbissbeschwerden, Undichtigkeit, Füllungsbrüchen und Überreaktionen auf Kaltes und Warmes vorbeugt.[252]

Und die Verstärkung für die kleinen Primermoleküle war schon auf dem Weg. Mit einem größeren Monomermolekül konnte die erste dünnflüssige Kunststoffschicht, das Adhäsiv, mit einem Bürstchen aufgetragen werden. Es floss in die aufgerauten Unterschnitte des Schmelzes und kam dem ersten Vermittler, dem Primer, zu Hilfe, um die entstandene Brücke zwischen Dentin und Kunststoff zu stabilisieren. Vorsichtig wurde es nochmals in jede Ritze verblasen. Nach der Lichthärtung mit einer kleinen blauleuchtenden Lampe war die komplette Kavität, also das ganze Loch, versiegelt und glatt sowie bereit, eine chemische Verbindung zur Füllung einzugehen.[253] Das Füllungsmaterial bestand aus einer Kunststoffmasse, einem sogenannten Polymer, das zahnfarben eingefärbt war und in das zur Stabilität feingemahlene Keramik- und Glasfüllkörper gemischt worden waren.[254]

Die geschickten Finger des Zahnarztes ließen jetzt Schicht für Schicht den fehlenden Zahnanteil neu entstehen. Kleine Portionen waren wichtig, da zum einen das Licht für die Härtung alle Bereiche zuverlässig erreichen sollte. Zum anderen schrumpfte das sogenannte Kompositmaterial beim chemischen Aushärtungsprozess zusammen. Sonst hätte es zu Stress, Spannungen und Rissen führen können.[255]

»Jawoll, das sieht gut aus«, sprach der Zahnarzt schließlich und betrachtete sein kleines Kunstwerk von allen Seiten prüfend mit einem kleinen Spiegelchen. Sein runder Kopf nickte dabei wohlwollend.

Jetzt ging alles ganz schnell: Der Spannring kam weg, das Keilchen wurde rausgezogen, die Zähne schmiegten sich sofort wieder knackig aneinander. Das bemerkte der Zahnarzt, als er seine Mühe hatte, das Förmchen zwischen den Zähnen herauszubekommen.

»Wunderbar, eine satte Kontaktfläche zwischen den Zähnen. So habe ich das gern!«, rief er freudig und begann, nochmal alle Seiten der Füllung ohne das lichtundurchlässige Metallförmchen mit Licht zu härten. Sicher ist sicher.

Schwuppdiwupp wurde das mit der Klammer fixierte Gummituch abgenommen und es hieß erst mal Durchatmen für den Patienten. Diefenbacher genoss jeden Atemzug durch den Mund. Beim erlösenden Zumachen merkte er schon, dass da etwas noch zu hoch war und sich mit der Zunge alles ein bisschen rau anfühlte.

»Noch nicht fest zubeißen, wir müssen nochmal nach dem Biss schauen«, kommentierte im gleichen Moment der Zahnarzt den Zustand, während er ein bisschen Gymnastik auf seinem Stuhl zu machen schien. Dann rollte er ein letztes Mal in Richtung seines Patienten.

»So, bitte mal vorsichtig auf dieses Farbpapier beißen. Einfach ein bisschen locker mit den Zähnen klappern«, gab er jetzt Anweisung, nachdem er Diefenbacher ein blaues Papier in den Mund geschoben hatte.

Diefenbacher klapperte auf diesem sogenannten Okklusionspapier herum. Auf die Stellen, an denen Kontakt bestand, übertrug es dabei seine dünne obere Farbschicht. Nach dem Öffnen waren also alle Kontaktbereiche mehr oder weniger farbig markiert, sodass der Zahnarzt genau sehen konnte, wo die Füllung noch zu hoch war. Nun wurde mit einem blauen Farbpapier der Kontakt bei gerader Schließbewegung markiert, um anschließend die seitlichen Gleitbewegungen unter Kontakt mit Rot zu markieren. Alle roten Gleitkontakte mussten weg, um den Zahn und somit auch das Kiefergelenk zu entlasten und damit der Patient die Kaumuskulatur so ökonomisch wie möglich einsetzen kann. Beim Kauen soll es eben flutschen und nicht haken oder im Getriebe knirschen.

Die Prozeduren mit den Farbpapieren wiederholten sich ein paarmal, bis es passte. Alle störenden Kontakte waren nun entfernt. Jetzt wurde noch alles mit feinen Diamantinstrumenten und Gummipolierern akribisch geglättet und mit Polierbürste und Polierpaste auf Hochglanz gebracht. Fünf Minuten sauste der Zahnarzt so durch den Mund, bis alles spiegelglatt war. Diefenbachers Zunge hatte jetzt nichts mehr zum Spielen.

»So, das war es. Falls noch etwas ist, einfach melden. Ansonsten sehen wir uns von nun an bei der Prophylaxe«, sagte der kleine runde Zahnarzt mit Halbglatze, streckte seinen Arm zum Abschied aus und schüttelte dem verdutzten Diefenbacher noch kurz die Hand. Dieser hatte sich in der Dreiviertelstunde, welche die Behandlung gedauert hatte, irgendwie gerade an die Nähe dieses Typen gewöhnt, da drehte sich der Zahnarzt schwungvoll mit seinem Stuhl in Richtung Tür. Mit wehendem Kittel verschwand er, so wie er gekommen war. Was für ein Held.

Dank des heroischen Einsatzes war dieser Kampf gewonnen. Doch lassen Sie uns nun auf einen anderen Kriegsschauplatz blicken, der sich in unmittelbarer Nähe befindet. Auch hier treiben

Bakterien ihr schmutziges Spiel. Diesmal haben sie es nicht auf den Zahn selbst, sondern auf sein Fundament abgesehen.

Die Legende vom Knochenkrieg

Die Ursache von Zahnfleischentzündung und Parodontitis

»Hört, ihr Leute, die Legende vom mörderischen Knochenkrieg der dritten Dekade und dem Schicksal des Titanen Immun nebst seiner ehrwürdigen Tochter Pulpina. Hört von den Provokationen der Bakterien, die zum Kriege führten. Lasst euch erzählen von der vielgesichtigen Niedertracht, die das Schicksal aller besiegeln sollte. Der Streit um Hab und Gut, die Gier hatte alle blind werden lassen für die Gefahr. Kein warnendes Wort Pulpinas wurde gehört. Alles war umhüllt von pechschwarzer Aggression und Zerstörung. Hört, ihr Menschen, die düstere Legende vom Knochenkrieg als mahnendes Beispiel, damit es euch besser ergehe als dem elenden Körper, der Spielball einer närrischen Zänkerei und Schauplatz einer unvorstellbaren Verwüstung wurde. Und wisset: Der Krieg kennt niemals Sieger.«

In grauer Vorzeit herrschte der Titan Immun über einen Körper. Niemand hatte Immun bisher zu Gesicht bekommen, aber jeder kannte seine Macht und Stärke. Niemand wusste, wo sich der Titan gerade aufhielt, noch wo er gerade im Körper residierte. Einmal gab es Gerüchte, dass sich der Titan im Mark eines großen Knochens versteckt hielt. Dann wieder wurde gemunkelt, dass die Milz das heimliche Zuhause des Titanen war. Wiederum andere wollten ihn doch glatt in einem kleinen ordinären Lymphknoten gesichtet haben. Titan Immun aber blieb ein Phantom, das – obgleich allgegenwärtig und geschätzt – nur durch seine treu ergebenen Truppen des Immunsystems in Erscheinung trat.

Das Heer Immuns sicherte den Körper gegen Eindringlinge aller Art. Bakterien, Viren, Keime, Parasiten und unerwünschte Substanzen hatten keine Chance. Jede Infektion wurde ohne viel Aufhebens im Keim erstickt. Dem Heer ging sein heldenhafter

Ruf voraus. Schon in unzähligen Schlachten hatten seine spezialisierten Elitesoldaten gezeigt, dass sie es mit jedem Gegner aufnehmen konnten. Die verschiedenen Einheiten und Waffengattungen waren gut untereinander organisiert. Ihre Bestimmung war es, zu töten. Von klein auf wurde das Immunsystem trainiert. Die Soldaten lernten die Strategien der Kriegsführung, waren versierte Taktiker. Deswegen hatte es bisher kein Eindringling auch nur ansatzweise geschafft, den Körper einzunehmen oder durch Raub und Brandschatzung dauerhaft zu schädigen. In diesem gab es dank der besonnenen Herrschaft des Titanen ein friedliches Miteinander. Das Heer kam nur zum Einsatz, wenn es wirklich notwendig war. Nie wurde übertrieben Gewalt ausgeübt, um den Körper nicht in einen Kriegsschauplatz zu verwandeln und unnötig zu schädigen.

Eines Tages war dem Titanen eine wunderschöne, kleine Tochter beschert, die er über alles liebte und deren Name Pulpina war. Da sie ein sehr weiches und sensibles Wesen besaß, errichtete der Titan für sie eine gewaltige, weiße Burg in Form eines Zahnes und reihte diese unauffällig in die Zahnreihe des Oberkiefers ein.

»Hier sollst Du sicher sein vor allem Übel«, hatte er noch gesagt, bevor er sie hinter den Mauern der Zahnburg veschwinden ließ. Niemand sollte seiner Tochter zu nahe kommen, weswegen keine Fenster in das gewaltige Bauwerk eingelassen und die Mauern aus der härtesten Substanz des menschlichen Körpers errichtet wurden, die als riesige, weiße Krone im Mundraum erstrahlten.

»Wie schön mein neues Zuhause ist, so weiß und edel«, freute sich die Tochter des Titanen in ihrer kindlichen Naivität, ohne zu ahnen, wie einsam sie hier oftmals sein würde.

Die zahnförmige Burg war mit drei Wurzeln links oben im Kieferknochen verankert. Getragen wurde sie – wie die anderen Zahnburgen des Reiches auch – von einer ehrenwerten Horde elastischer Fasern, die sich vom äußeren Zement der Wurzeln in Richtung Knochen erstreckten. Dort waren diese mit der Knochenhaut verbunden, die wiederum das passgenaue Knochenfach auskleidete.[256]

Bei jeder Krafteinwirkung beim Kauen von Nahrung wurden die Fasern auf der einen Seite sportlich gedehnt, während sich die der anderen Seite zusammenzogen. Die elastischen Untertanen waren ein eingespieltes Team, das die Zahnburg und damit die Tochter des Titanen wie ein Stoßdämpfer vor zu großen Kräften schützte. Das Hin und Her der Kaukräfte wiegte Pulpina im Inneren der Zahnburg so manches Mal in den Schlaf, was dem viel beschäftigten Titanen gerade recht kam. Vielmehr noch: Mit der Zeit wurde es zu einem festen Ritual, das der Prinzessin Freude schenkte und sie ihren begrenzten Lebensraum vergessen ließ.

»Komm, Du Körper, iss noch mehr, damit ich mich von meinen vielen kleinen Freunden mit dem Brei der Nahrung schaukeln lassen kann«, rief Pulpina, wenn sie sich nach dem nächsten Schaukelspiel sehnte und der Körper partout nichts essen wollte, weil er gerade auf Diät war. Da die Bediensteten um die Zahnwurzeln so eine wichtige und gute Arbeit taten, entstand ein neuer, sehr angesehener Stand im Körper, der als Parodontium oder im einfachen Volke als Zahnhalteapparat bezeichnet wurde.

Auch das schleimige Zahnfleisch huldigte der Prinzessin, legte sich der Zahnkrone und seiner Bewohnerin als enger Schutzschild dicht zu Füßen und bildete so eine natürliche Barriere gegen Eindringlinge. Niemand sollte dem Fundament des Zahns und den geliebten parodontalen Untertanen zu sehr auf die Pelle rücken. Ein Burggraben durfte da natürlich nicht fehlen. Eine kleine Furche von einem halben Millimeter war zwischen dem Zahn und der Zahnfleischkuppe entstanden. Ringsherum hatte sich um die Zahnkrone das Saumepithel angehaftet und dichtete am Boden der Furche den Burggraben – den sogenannten Sulkus – zum Zahn hin ab.[257] Bald gab es auch Pläne, diesen Sulkus zu fluten. Für die Tochter des Titanen konnte es einfach nicht sicher genug sein. Die Gefäße des umliegenden Gewebes um den Sulkus begannen, das sogenannte Sulkusfluid abzusondern. Um den Zahn befand sich nun also ein scheinbar unüberwindbarer Wassergraben. Das Sulkusfluid diente der Reinigung[258] und sollte alles, was sich der Zahnburg näherte, wegspülen.

»Schaut, was für ein schönes Gewässer mir mein Vater Immun um die Burg spülen lässt. Das Rauschen des Sulkusfluid ist mir ein wahrer Freund geworden«, freute sich Pulpina über die neu gestaltete Burganlage.

Der Wassergraben konnte aber auch in kürzester Zeit zum immunologischen Haifischbecken werden. Wenn bakterielle Eindringlinge in Form von subgingivaler Plaque es wagten, den Wassergraben zu betreten, dauerte es nicht lange, bis zusätzliche Einheiten dort aufmarschierten. So demonstrierten sie immer wieder eindrucksvoll die Macht des Titanen und sorgten um den Zahn für Ordnung. Truppenbewegungen gehörten im Sulkus zum gesunden Alltag. Denn Plaque war immer mal mehr, mal weniger da. Sie gehörte einfach zum Leben um die Burg dazu. Wenn sich Titan Immun, das Immunsystem des Körpers, von der feindlichen bakteriellen Ansammlung und ihren abgesonderten Giften am Grenzgewebe im Körperinneren bedroht fühlte, ließ er seine Truppen zusammenziehen. Damit das Heer effizient handeln konnte, wurde von den Soldaten Immuns an die Gefäße vor Ort der Befehl gesandt, ihre Gefäßmuskulatur zu entspannen und damit ihren Gefäßdurchmesser zu vergrößern.

»Hey, die Gefäße sollen mal aufmachen! Wir brauchen hier dringend Verstärkung. Wie soll das gehen, wenn die kaum jemanden durchlassen?«, klagte eine Mastzelle und beauftragte einige Botenstoffe damit, den Gefäßen Dampf zu machen.[259]

»Ja, wir brauchen sofort mehr Platz in den Gefäßen, damit die Truppen ordentlich anrücken können! Sonst tanzen uns diese verdammten Bakterien auf der Nase herum. Seit ein paar Tagen lungern immer mehr hier in der Gegend rum«, hatte eine neutrophile Granulozyte den von Parodontalzellen ausgesandten Botenstoffen noch besorgt mit auf den Weg gegeben.[260]

Kaum waren die Botenstoffe an den Gefäßen eingetroffen, wurde die Durchblutung deutlich gesteigert. Die Nachricht war also ernst genommen worden. Auch die Gefäßdurchlässigkeit wurde durch die Botenstoffe vergrößert, sodass sich Plasmaflüssigkeit über das Gewebe den Weg in den Sulkus bahnen konnte. Die Sulkusflüssigkeit wurde somit vom nicht entzündlichen Transsudat aus den Gefäßen zum sogenannten Exsudat. Der Sulkus war jetzt mächtig vollgepumpt und sollte im langen Knochenkrieg zum entscheidenden Schauplatz werden. Forschende versuchen noch heute, sich anhand der Zusammensetzung der Sulkusflüssigkeit ein Bild von der Erkrankungslage des Zahnfleischs und des Zahnhalteapparats zu machen.[261] Das Motto: »Zeig mir, was sich da tummelt, und ich sag dir, wie krank du bist und was wir dagegen tun können.«

Über die vergrößerten Blutgefäße kamen jetzt noch mehr neutrophile Granulozyten anmarschiert, quetschten sich zahlreich und voller Tatendrang durch die geöffneten Nischen in den Gefäßwänden und begaben sich über die weiter auseinander stehenden Zellen des durchlässigen Saumepithels auch in die Sulkusflüssigkeit, also in Feindesland.[262]

»Willkommen, meine lieben Soldaten«, rief Pulpina den Neuankömmlingen dankbar entgegen. Sie fühlte sich sicher. Das konnte sie auch. Denn bei diesen vielseitigen Kämpfern handelte es sich um weiße Blutkörperchen, die feindlich gesinnte Mikroorganismen ausspähen, erkennen und sich so mitten unter den feindlichen Truppen über die Situation informieren.

Nach der Aufklärung wurde Meldung an den Titanen gemacht. Nicht immer waren die neutrophilen Granulozyten so zurückhaltend: Sie konnten Mikroorganismen fressen, mit chemischen Substanzen abtöten oder in Fallen festhalten und so unschädlich machen.[263] Aufgrund ihrer großen Anzahl schafften es die neutrophilen Granulozyten immer wieder, den restlichen Körper von den kriegerischen Handlungen im gefluteten Burggraben abzuschirmen. Auch wenn viele im Kampf fielen, war stets für Verstärkung gesorgt, sodass der Granulozytenwall kaum zu durchbrechen war. [264] Pro Kilogramm Körpergewicht sollen täglich sage und schreibe eine Milliarde Mitglieder dieser fleißigen Schutztruppe produziert werden.[265]

Da außerdem jemand helfen musste, die Spuren des Kampfes zu beseitigen, wurde noch eine andere Art weißer Blutkörperchen, sogenannte Monozyten, in das unmittelbare Gewebe und in das Sulkusfluid zur Hilfe gerufen. Sie waren da, um sich die körperfremden Bestandteile einzuverleiben. Man spricht hier von Phagozytose. Ordnung muss eben sein.[266]

Das Scharmützel zwischen den tapferen Kriegern des Immunsystems und der bakteriellen Plaque ging aufgrund von mangelnder Mundhygiene am mittlerweile fünften Tag ohne Zahnbürste in eine neue Eskalationsstufe über.

»Wer wagt es, sich in meinem Körper einzunisten? Ich werde euch alle vernichten! Geht, solange ihr noch die Chance dazu habt! Denn weitere Truppenverbände sind schon auf dem Weg«, schrie der Titan durch den Körper und tobte vor Zorn. Daraufhin strömten noch viele andere weiße Blutkörperchen zum Kriegsschauplatz.[267]

Nachdem sie ihren Marschbefehl bekommen hatten, eilten auch Plasmazellen herbei. Sie waren nach Kontakt zu einem bakteriellen Antigen in der Lage, maßgeschneiderte Waffen in Form von Antikörpern gegen die Eindringlinge zu produzieren.[268] Ihre massive kriegerische Präsenz kann in manchen Fällen sogar zu einer chronischen, also dauerhaften Entzündung des Zahnfleischs führen.[269]

Bald schon wurden Mastzellen auf die Antikörper aufmerksam und gingen mit diesen eine Verbindung ein. Sobald sich das bakterielle Antigen über zwei benachbarte Antikörper an die Mastzelle heftete, schüttete diese Stoffe aus, welche die Entzündungsreaktion weiter vorantrieben.[270]

Die neutrophilen Granulozyten und ihre tapferen Kameraden aus der Division der weißen Blutkörperchen setzten jetzt Botenstoffe und freie Radikale ein. Diese sollten den Kriegsschauplatz vergrößern, indem sie die Kollagenbündel der Gingivazellen auflösten.[271]

So konnte Titan Immun – der seine Tochter Pulpina in der Zahnburg mehr und mehr bedroht sah – sein gesamtes Waffenarsenal einsetzen. Wo vorher eine Zahnfleischfurche den Wassergraben ausbildete, war jetzt eine regelrechte Zahnfleischtasche entstanden, die ordentlich mit Sulkusflüssigkeit geflutet war.[272]

»Vor lauter Rauschen kann ich kein Auge mehr zutun. Was ist das für ein Getöse um mich herum?«, fragte sich Pulpina im Inneren der Zahnburg, während die Sulkusflüssigkeit nur so sprudelte.

Doch das war noch lange nicht alles. Die neutrophilen Granulozyten und ihre Kameraden veranlassten über die Ausschüttung von Wachstumsfaktoren zusätzlich die Sprossung und Spaltung der Blutgefäße, sodass diese nun in das Gewebe um den Zahn hineinwucherten. Für Nachschub war so jederzeit gesorgt.[273] Auch ein geordneter Abtransport und Rückzug vom Schlachtfeld wurde über eine entsprechende Wucherung der Lymphgefäße organisiert.[274] Die wuchernden, vergrößerten und gleichzeitig geschädigten Gefäße um den Zahn führten zu einer deutlichen Rötung und Blutungsneigung des Zahnfleischs, sodass der Körper beim Blick in den Spiegel endlich darauf aufmerksam wurde.[275]

Mit der Zahnbürste wurde die Organisationsform der Bakterien jetzt buchstäblich zerfetzt und der Aufbau der Bakteriensiedlung begann von Neuem. Die neutrophilen Granulozyten und alle anderen Abwehrzellen des Titanen Immun hatten eine Verschnaufpause in diesem immerwährenden Kleinkrieg erhalten. Das verwundete Zahnfleischgewebe konnte wieder abheilen.

So ging das stetig hin und her zwischen den Truppen des Titanen, den umtriebigen subgingivalen Bakterienbewohnern, die unerlässlich damit beschäftigt waren, sich in dem feindlichen Lebensraum zu organisieren, und der Zahnbürste, die wie eine Naturkatastrophe die Träume der bakteriellen Siedler wieder und wieder zerplatzen ließ.[276] Eine Dekade des Abheilens und gesunden Friedens brach an, bis die Plaque abermals Freiräume bekam, sich bedrohlich zu entwickeln.

Da das Zahnfleisch auf lateinisch *gingiva* heißt, spricht man in solchen Fällen auch von einer Gingivitis. Die Endung -itis gibt Auskunft darüber, dass es sich um eine bakterielle Entzündung handelt. Genauer gesagt liegt hier die häufigste Form, eine plaqueinduzierte Gingivitis, vor, welche durch ungebremste Plaqueanlagerung entsteht.[277] Ab und an wird es um manche Zähne deswegen ein bisschen rot und blutet beim Putzen.[278] Die Gingivitis verursacht aber keinerlei Schmerzen.[279] Bis zu 90 Prozent der Bevölkerung sind von dieser oberflächlichen Entzündung betroffen.[280]

Als die Zähne wieder lange keine Zahnbürste mehr gesehen hatten, wagten die Bakterien einen neuen Vorstoß: Ihnen gelang es, sich ungehindert um Pulpinas Zahnburg zu formieren und organisieren.[281] Schließlich schaffte es die bakterielle Plaque, weiter in den Sulkus einzudringen. Da sich dieser Bereich zwischen Zahn und Zahnfleisch, unterhalb des äußeren Zahnfleischrands, befindet, spricht man auch von subgingivaler Plaque.[282]

Bei der Besiedelung der Zahnfleischtasche wurden zunächst harmlosere Artgenossen, die oft gut mit Sauerstoff zurechtkamen, vorgeschickt. Die Mitglieder dieser ersten bakteriellen Vorhut waren in der Lage, sich mit ihren Proteinärmchen – sogenannten Fimbrien – an der subgingivalen Zahnoberfläche, dem Schmelzoberhäutchen, anzuheften. An diesen Bakterien konnten sich wiederum andere Bakterien, vor allem anaerobe, die keine Lust auf Sauerstoff hatten, festhalten, sodass die Zahnfleischtasche mehr und mehr unter bakterieller Besatzung stand. Den sogenannten Brückenkeimen wurden sogar Verbindungen zu radikalen Bakterienkomplexen nachgesagt, die immer wieder für Blutungen und Zerstörung verantwortlich gemacht worden waren.[283] Dieser Verdacht bestätigte sich, als tatsächlich aggressivere bakterielle Zeitgenossen an den Brückenkeimen andockten, um die Oberhand zu gewinnen und mit ihren revolutionären Ansichten alles aus dem Gleichgewicht zu bringen.[284]

»Worauf warten wir noch? Lasst uns sobald wie möglich zuschlagen! Holen wir uns das, was uns zusteht«, peitschten sie sich immer wieder gegenseitig auf. Sie waren erbost, dass diese schöne, geräumige Zahnburg eigens der Tochter des Titanen als Zuhause dienen sollte. Am liebsten hätten sie diese sofort erstürmt. An einer einigermaßen friedlichen Koexistenz mit dem Körper waren sie nicht interessiert. Schließlich hatten sie alle anderen subgingivalen Eindringlinge aufgestachelt, die Zahnburg endlich einzunehmen. Alle Vorbereitungen waren getroffen, alle Truppenbewegungen für die neue Angriffswelle bereits in die Wege geleitet worden.[285]

Es gab mehrere unter den Rädelsführern, die sich schon in der Vergangenheit an Zahnfleisch und Zahnhalteapparat zu schaffen gemacht hatten. Einem Infektionstrio ging dabei ein besonders übler Ruf voraus: Porphyromonas gingivalis, Tannerella forsythia und Treponema denticola waren bei den Truppen des Titanen als der *Rote Komplex* bekannt und gefürchtet.[286]

Ob nur einzelne Bakterienarten oder das Zusammenspiel der ganzen bakteriellen Horde in der Plaque für die entzündlichen Ereignisse um die Zähne verantwortlich waren, wurde heiß diskutiert. Während die einen also eine komplexe Kollektivschuld[287] und ein gestörtes Plaquegleichgewicht zwischen guten und schlechten Keimen, bei der die krankmachenden Erreger die Oberhand gewannen, als Ursache sahen, gingen andere davon aus, dass die Hauptschuld für das aus den Fugen geratene Gleichgewicht in der Plaque bei den üblichen Verdächtigen lag.[288] Wie auch immer, die Wahrheit liegt vermutlich irgendwo dazwischen. Die Entzündungssituation hängt von vielen Faktoren, wie etwa dem allgemeinen Gesundheitszustand des Körpers und anderen äußeren Einflüssen, ab.

Einigen wir uns darauf, dass die drei Bakteriengattungen des *Roten Komplexes* gewiefte Eroberer des Zahnfleischs und des Zahnhalteapparats waren und in parodontalen Krisenherden eine große Rolle spielten. Sie brachten dabei den Titanen Immun immer wieder durch Falschmeldungen durcheinander, sodass dieser seine Truppen nicht mehr situationsgerecht lenken konnte und oftmals überreagierte. Falsche Fährten wurden gelegt, wodurch sie den Körper sogar schon dazu gebracht hatten, sich selbst zu zerstören.[289]

Allen dreien war der Hass auf Sauerstoff gemeinsam. Sie vertrugen ihn einfach nicht und waren deswegen, wie viele andere in der Zahnfleischtasche, bekennende Anaerobier. Bei der blauen Gramfärbung in mikrobiologischen Laboren ließ sich der Farbstoff aus ihren Zellwänden teilweise mit Ethanol herauswaschen, sodass diese Bakterien unter dem Mikroskop rot erschienen. Sie werden deswegen als gram-negativ bezeichnet, während gram-positive Bakterien auch nach der Ethanol-Spülung blau angefärbt bleiben.

Ein Indiz dafür, ob man es wirklich mit dem *Roten Komplex* zu tun hatte.[290]

Außerdem waren ihnen die Obrigkeit des Parodontiums und ganz besonders Titan Immun und seine verwöhnte Tochter ein Dorn im Auge.

»Eine Schweinerei ist das! Während wir hier immer wieder durch die Zahnbürste mit dem Tode bedroht werden, residiert diese Pulpina sicher in ihrer noblen Burg und schaut auf uns herab«, brüllte die wohl schillerndste Figur unter den Aufrührern, die Bakterie Porphyromonas gingivalis, während sie sich mit ihren dünnen Fimbrienärmchen aus Proteinen mit anderen Bakterienarten verbrüderte und sich in der Folge erfolgreich einkapselte. Dieser Bazillus war ein wahrer Guerillakämpfer und in der Lage, in die Zahnfleischzellen einzudringen, um sich dort hartnäckig versteckt zu halten und zu überleben.[291] An starken Entzündungen des Zahnhalteapparats war er immer in hohem Maß beteiligt. Je größer die Zerstörung, desto häufiger konnte dieses fiese Bakterium in der Tasche nachgewiesen werden,[292] meist begleitet von seinen zwei besten Freunden des *Roten Komplexes.*

Mit der gezielten Absonderung von Enzymen, sogenannten Gingipainen, hatte es diese Mikrobe geschafft, die Immunantwort des Körpers auf die bakterielle Infektion zu reduzieren und damit den bakteriellen Terroristen eine gute Ausgangsposition für weitere Schlachten zu bescheren.[293] Durch die Absonderung von Proteasen konnten Zellen direkt geschädigt werden.[294]

Mit dem spindelförmigen Tannerella forsythia war Porphyromonas gingivalis besonders gern unterwegs,[295] vielmehr noch: In Anwesenheit seines Kameraden vermehrte sich Porphyromonas gingivalis wesentlich besser als allein.[296] Das zerstörerische Treiben dieses Duos erhöht nachweislich auch das Risiko für eine Krebserkrankung der Speiseröhre.[297] So kann sich Tannerella forsythia mit einem Protein an Zelloberflächen anheften und in die Zelle eindringen,[298] schädigende oder verändernde Enzyme auf die Zellen absondern[299] oder die Zellen des Körpers indirekt in den selbstgewählten Freitod treiben.[300]

Ein weiterer gefährlicher Mitstreiter war Treponema denticola. »Folgt mir sofort bis in die Tiefen der Tasche! Worauf wartet ihr noch? Was seid ihr für ein müder Haufen! Holen wir uns das, was uns zusteht«, hatte die schraubenförmige und wendige Spirochäte zum Angriff geblasen, bevor sie mit rotierenden Bewegungen um die eigene Achse in das Sulkus-Fluid der Zahnfleischtasche abtauchte. Dort heftete sie sich sofort bissig an die Außenfläche einer Zelle und begann, schädigende Enzyme abzusondern. Diese lösten die Bestandteile aus der Außenwand heraus, was einen erheblichen Schaden verursachte. Schließlich drang Treponema denticola gewaltsam in eine Zelle ein. Eine gute Zusammenarbeit mit anderen virulenten Bakterien war dieser Spirochäte wichtig. Mit vereinten Kräften sollte der Titan Immun gestürzt werden, wobei Treponema denticola auch gern den Informationsfluss in dessen Truppen sabotierte.[301]

Der *Rote Komplex* und die anderen auf Krawall gebürsteten Bakterien wollten die Zahnburg nicht über die starke Zahnkrone mit einer dicken fetten Karies erobern. Nein, die anaeroben Krieger wählten für sich den Untergrund, drangen langsam über das Zahnfleisch in den Zahnhalteapparat um den Zahn ein und rückten über einen Seitenkanal im unteren Wurzeldrittel der pulpalen Gemächer in das Zahninnere vor.[302] Niemand bemerkte sie bei dieser verdeckten Operation im Zahnfleisch.

Nach getaner Vorarbeit gesellte sich gerade bei chronischen Entzündungen des Öfteren ein ganz raffiniertes bakterielles Schlitzohr zum *Roten Komplex*: Aggregatibacter actinomycetemcomitans. Wenn die Entzündung schon florierte, ließ dieser garstige Opportunist die Lage durch eine geschickte »positive Rückkopplung« so richtig eskalieren: Indem er ordentlich in den Zahnfleischtaschen Alarm schlug und »alternative Fakten« über die tatsächliche Bedrohungslage verbreitete. Mit *Fake News* brachte er die Zellen des Immunsystems dazu, Signalstoffe, sogenannte Zytokine, abzusondern, die einen Entzündungssturm um den armen Zahn auslösten. Immer mehr Krieger des Immunsystems strömten in die Zahnfleischtasche und schlugen hysterisch über Botenstoffe Alarm.

Die Falschinformation sorgten für eine Überreaktion des Titanen Immun, was im weiteren Kriegsverlauf zu immensen Kollateralschäden an Knochen und Weichgewebe, also zu Tod und Verderben in der Krisenregion führte.[303] Weißen Blutkörperchen jagte Aggregatibacter actinomycetemcomitans manchmal so große Angst ein, dass sie lieber den Zelltod für sich wählten, als sich heldenhaft in die Schlacht zu stürzen.[304] Ging es den anderen Bakterien an den Kragen, konnte sich Aggregatibacter actinomycetemcomitans richtig gut aus dem Staub machen und verkriechen, sodass dieser Erreger in der Folge immer wieder für Ärger sorgen konnte.[305]

Dem entfesselten Entzündungssturm hielt die Burg Pulpinas schließlich nicht mehr stand, obwohl der Titan aus Sorge um seine Tochter im Laufe der Jahre die Burgmauern nach innen immer weiter mit Sekundärdentin hatte verstärken lassen. Das hatte Pulpinas Lebensraum, die sogenannte Pulpakammer, zunehmend eingeengt.[306]

Warum die Katastrophe trotz aller Schutzmechanismen des Titanen Immun nicht aufzuhalten war, daran scheiden sich noch heute die Geister. Einige erzählen sich, dass der Granulozytenwall einfach nicht mehr standgehalten hatte. Manch einer munkelte, dass dabei den Körper durch den Konsum von Tabak und der damit verbundenen Einwirkung des giftigen Rauchs im Mundraum eine entscheidende Schuld traf.[307] Auch die Zuckerkrankheit, also Diabetes mellitus, die den Granulozytenwall entscheidend geschwächt haben soll, wurde ins Gespräch gebracht.[308] Einig waren sich alle, dass auch der Stress des Körpers die Situation um den Zahn letztendlich eskalieren ließ.[309]

Gerade die aggressiven anaeroben Bakterien hätten in den sauerstoffärmeren Untiefen der durch die Gingivitis vertieften Zahnfleischtasche richtig aufblühen können, hieß es. In der Plaque hätten sie sich immer besser organisiseren und schützen können, bis ihnen die neutrophilen Granulozyten einfach nicht mehr Herr geworden seien.[310]

Andere hatten gehört, dass die zellschädigenden Stoffe, die ständig im subgingivalen Kriegsschauplatz umherschwirrten, das

Saumepithel – die am Zahn haftende Manschette am Grunde des Burggrabens –, durchlöcherten hatten. Dieses schützende Epithel hatte sonst stets den Weg in die Tiefe als natürliche Barriere versperrt.[311]

Um die Zahnburg war es geschehen. Der anaerobe *Rote Komplex* hatte sich enorm vermehrt und durchbrach schließlich die Grenze zwischen Gingiva und Zahnhalteapparat. Die Aufrührer freuten sich diebisch darüber, dass diese wichtige Bastion endlich überrannt worden war, auch wenn bei diesem Gemetzel viele Bakterien den Tod fanden. Toxische Bestandteile aus der Zellwand der gefallenen Bakterien-Kämpfer, die umherschwirrten, provozierten ein letztes Aufbäumen des Titanen: Als dieses sogenannte Endotoxin, ein Lipopolysaccharid der äußeren Bakterienzellwand, in der gehobenen Schicht des Parodontiums auftauchte, ließ Titan Immun Entzündungsbotenstoffe freisetzen, wodurch sich das Schlachtfeld ausdehnte.

»Nein, Vater, tut das nicht, das wird mein Ende sein«, flehte Pulpina, die mit Grauen sah, was um sie herum geschah. Die Entzündungsboten Tumornekrosefaktor α, Interleukin-1β und Prostaglandin E2 begingen ein biochemisches Kriegsverbrechen, indem sie dem Gewebe des Parodontiums den Todesstoß versetzten. Sie stifteten die Osteoklasten – fleißige Zellen, die den Knochen normalerweise dort abbauten, wo er gerade nicht gebraucht wurde – dazu an, den Knochen um den Zahn abzubauen.

Aber auch dem Weichgewebe um den Zahn ging es an den Kragen: Enzyme, sogenannte Matrix-Metalloproteinasen, wurden von den Zellen des Immunsystems und des Parodontiums abgegeben, um die vielen kleinen elastischen Fasern, die Pulpina während der Nahrungsaufnahme so oft in den Schlaf gewiegt hatten, zu beseitigen. Der Titan opferte seine eigenen Leute.

»Ihr Wahnsinnigen«, schrie Pulpina da von ihrer Zahnburg hinunter, »die edelsten Zellverbände des ganzen Reiches fallen für eure Kriegsgeilheit. Haltet inne!«

Alles Flehen half nichts. Da der Körper rauchte sowie zuckerkrank und gestresst war, wurden noch mehr Entzündungsmediatoren geschickt als bei einem gesunden und ausgeglichenen Nichtraucher. Auch die Genetik des Körpers spielte eine Rolle. Der Entzündungsmediator Interleukin-1 – aus derselben Familie wie auch Interleukin-1β – wurde stärker ausgeschüttet als bei anderen Menschen, was das Gewebe um den Zahn noch schneller dahinschmelzen ließ. Forschende sprechen hier von einem Interleukin-1-Polymorphismus.[312]

»Seht ihr Enzyme denn nicht, dass ihr den Weg für diese verdammten Bakterien bereitet? Sie sind schon so nah, am Seitenkanal im Fundament meiner Zahnburg. Lasst das nicht zu«, verzweifelte Pulpina hinter ihren dicken Schmelz- und Dentinmauern. Denn in den auf mörderische Art und Weise vergrößerten Kriegsschauplatz strömten nun immer mehr feindliche Anaerobier, denen die sauerstoffarme Zahnfleischtasche nicht tief genug sein konnte. Nicht nur das, sie richteten sich, in weiche Plaque gebettet, häuslich um den Zahn ein und begannen, in massiven Behausungen zu siedeln. Oberhalb des Zahnfleischrands hockten sie schon an den Ausführungsgängen der Speicheldrüsen sicher in versteinerter Plaque, dem sogenannten Zahnstein, der von keiner Zahnbürste dieser Welt mehr entfernt werden konnte. Die Mineralien aus dem Speichel hatten die Plaque zu einem weißlich-gelbem bakteriellen Bollwerk werden lassen, das im Kontaktbereich zum Zahnfleisch ständig für Entzündungsreaktionen sorgte.[313]

Auch im Untergrund der kranken Zahnfleischtasche, die durch die heftigen Entzündungen immer tiefer und größer wurde, entstand bald eine Bakterien-Bastion, von der sie noch besser ihren Guerillakrieg führen konnten. Die Plaque ließ sich dort nicht vom Speichel, sondern vom Sekret der Zahnfleischtasche und vom Blutserum aushärten, weshalb sich diese, vom Eisengehalt des Bluts genährt, wie ein Wall schwarz-braun um die Zahnwurzel legte. Diese Art der Bakterienfestung wird als Konkrement bezeichnet und kann in jeder erkrankten Zahnfleischtasche und unabhängig vom Zutun der Speicheldrüsen entstehen. Die Errichtung des Konkrementwalls dauerte zwar länger, dieser war dafür aber bombenfest und breitete sich unter dem Zahnfleisch immer tiefer in Richtung

Wurzelspitze aus. Dort, wo sich das Konkrement angelagert hatte, war der Faserapparat und damit auch die Verbindung zwischen Zahn und Zahnhalteapparat unwiederbringlich verdrängt worden. Ob das Konkrement der Grund oder das Resultat einer Entzündung des Zahnhalteapparats ist, ist bis heute nicht wirklich geklärt.[314]

Hätte der Körper jetzt noch reagieren und die Tochter des Titanen retten können? Mit der Unterstützung einer Zahnarztpraxis hätten Konkremente, Zahnstein und weiche Plaque gründlich, aber so schonend wie möglich entfernt werden müssen, um den Bakterien ihre Organisationsform und den Schutz zu nehmen. Egal ob mit Instrumenten gekratzt, mit Schall oder Ultraschall vibriert oder abgestrahlt worden wäre. Alle Taschen wären desinfiziert und die Flächen der Zähne poliert worden, um erstmal die Anhaftung neuer Bakterien zu reduzieren.[315] Die restlichen Eindringlinge, die sich dann immer noch in den umgebenden Zellen versteckt hielten, wären mit einem Antibiotikumcocktail aus Amoxicillin und Metronidazol ausgeräuchert worden.[316] Den Konsum von Rauchtabak hätte der Körper auf zahnärztliches Anraten dann sicherlich gelassen. Die Zuckerkrankheit wäre medikamentös eingestellt worden. Einzig der Stress des Körpers wäre wohl mehr oder weniger geblieben.

Die Erkrankung, der Pulpinas Burg zum Opfer fiel, heißt übrigens Parodontitis und nicht etwa Parodontose. Da eine von Bakterien ausgelöste Entzündung die Ursache für einen solchen Hart- und Weichgewebsabbau um den Zahn ist, verwendet man heute korrekterweise die Endung -itis und nicht -ose.[317] Denn die Endung -ose deutet auf einen gesteuerten Abbau von Zellen durch den Körper selbst hin, was hier nur indirekt der Fall ist. Ursache bleiben die Bakterien. Um den potentiellen Zahnpastakäufer aber nicht mit neuem Marketingvokabular zu verwirren, ist der falsche Begriff Parodontose bis heute weiter in der Werbung kultiviert worden.

Titan Immun hätte sich nach der gezielten Behandlung dieser Parodontitis wohl wieder beruhigt. Er hätte seine Truppen mitsamt ihrer Entzündungsbotenstoffe zurückgepfiffen, der Frieden wäre um den Zahn zurückgekehrt.

Doch die *Legende vom Knochenkrieg* geht anders: Die Zerstörung schritt fort, das Konkrement breitete sich immer weiter in die Tiefe aus und führte dabei die krankmachenden Bakterien und ihre Gifte mit sich. Die Schmerzweiterleitung war auf wundersame Weise blockiert, sodass der Körper ahnungslos war, welcher Krieg in ihm wütete.[318] Lediglich Blutungen beim Zähneputzen oder beim Gebrauch von Zahnseide[319] und ein süßlicher Mundgeruch, verursacht durch flüchtige Schwefelverbindungen als Abbauprodukte der Bakterien,[320] waren verräterische Indizien für den chronischen Kriegsschauplatz dieser Parodontitis.

»Seht doch, ihr Narren, der Seitenkanal ist gleich erreicht«, schrie Pulpina noch vergeblich in die Mundhöhle, als erste garstige Bakterien schon dabei waren, in ihre Gemächer einzudringen. Der Titan lenkte nun seine Truppen in das Zahninnere, um seiner Tochter zu helfen. Es war zu spät: Die Infektion führte dort zu heftigsten Schmerzen. Der Körper bewegte sich zu einer Zahnarztpraxis, wo nach einer kurzen lokalen Anästhesie die wacklige Zahnburg mitsamt Pulpina herausgerissen wurde. Der Knochenschaden um den Zahn war zu groß für einen Zahnerhalt.

Und so endet die *Legende vom Knochenkrieg*. Beide Seiten hatten verloren: der Körper einen Zahn, die Bakterien ihren Lebensraum. All die Kämpfe und all die Opfer waren umsonst gewesen. Noch heute, wenn es ganz still um den Körper wird, hört man das Wehklagen des Titanen, dem seine Tochter Pulpina für immer entrissen worden war.

Der Kauapparat

Teamwork für ein komplexes Zusammenspiel

Tagtäglich schaufeln wir mehr oder weniger Essen in uns hinein, das klein gemahlen und eingespeichelt werden will. Und wer kümmert sich instinktiv und aufopferungsvoll um diese schwere Aufgabe? Unser Kauorgan! An der Essensaufnahme sind längst nicht nur die Zähne beteiligt. Deswegen hier mal die Live Performance des Kauapparates mit seinen Mitstreitern, die sich am 24. Oktober 2020 ereignete.

Claus-Dieter hat ordentlich Kohldampf und hat sich auf die Schnelle etwas zu essen vorbereitet: Ein duftendes, frisch getoastetes Schwarzbrot mit Butter, Salami und Emmentaler Hartkäse liegt auf einem Keramikteller. Daneben wurde ein Glas frische Biomilch positioniert. Die Hand des hungrigen Claus-Dieters greift das belegte Brot und führt es genüsslich zum Mund. Beim bloßen Anblick des leckeren Mahls sowie dem verlockenden Geruch werden verschiedene Speicheldrüsen aktiviert. Die Ohrspeicheldrüsen liegen, wie der Name schon sagt, vor den Ohren. Über einen Kanal lassen sie an der oberen Wange, ungefähr an der Außenfläche der ersten großen Backenzähne im Oberkiefer, das Produkt ihrer Arbeit, den Speichel, herausfließen. Noch fleißiger sind die beiden rechts und links am unteren, inneren Unterkiefer ansässigen Unterkieferspeicheldrüsen und die ebenfalls paarig angelegten Drüsen unter der Zunge, die Unterzungenspeicheldrüsen. Beide bringen ihr Sekret unter der Zunge links und rechts vom Zungenbändchen über Kanäle in den Mundraum. Das Wasser läuft unserem Probanden Claus-Dieter jetzt wortwörtlich im Mund zusammen.

Es ist unglaublich, dass schon die bloße Aussicht auf Nahrung die Speichelproduktion erhöhen kann: Denken wir beispielsweise an eine frische rote Kirsche, die süß und knackig unter leichtem Druck zwischen den Zähnen aufplatzt und erst ihren leckeren Saft und dann ihr schmackhaftes Fruchtfleisch preisgibt, lässt das in vielen Fällen sofort die Speichelflussrate im Mund ansteigen. Eindrucksvoll wies dieses Phänomen der klassischen Konditionierung der russische Physiologe Iwan Petrowitsch Pawlow in seinem weltbekannten Versuch nach.[321] Er beobachtete, dass unsere vierbeinigen Freunde schon das Sabbern anfingen, wenn sie nur hörten, dass sich ihr Herrchen näherte. Doch die Geräusche selbst haben ja erst mal nichts mit Essen zu tun. Gekoppelt an die Erwartung von Fressen genügten diese aber anscheinend schon, um die Speichelflussrate in die Höhe zu jagen. Um seine Annahme zu belegen, ließ Pawlow jedes Mal vor der Futteraufnahme ein Glöckchen erklingen und siehe da: Nach einiger Zeit reichte alleine das Bimmeln aus, um bei den sogenannten Pawlowschen Hunden nachweislich die Produktion des Speichels anzukurbeln. Dieser wurde während des Experiments in Auffangbehältern gesammelt und abgemessen.

Zurück zu Claus-Dieter: Seine scharfen Frontzähne schneiden wie eine Schere ein mundgerechtes Stück aus dem belegten Brot. Der Proband ist sehr hungrig. An der starken Rinde wird kurz gerissen, dann ist der Brocken drin. Herzlich willkommen im feucht-warmen Mundraum.

Jetzt läuft, wie von Geisterhand, alles automatisch ab. Die Zunge empfängt das Essen mit einem freundlichen Klaps und befördert es schnurstracks nach links und rechts zu den Mahleinheiten des Kauapparats, den Backenzähnen. Der Proband hat ziemlich viel auf einmal abgebissen, weswegen sich ein Teil der Nahrung in einer Backentasche sammelt. Kaum ist wieder Platz, schiebt die Wange diesen Überschuss abermals zur Mahleinheit. Auch die Lippen und der Mundboden helfen dabei mit, dass die Nahrung immer schön den kräftigen Beißerchen ausgesetzt ist. Die Wurst wird zerstampft und trifft auf zermatschten Käse, das Brot wird zu einer pappmascheeartigen Pampe. Die härteren Rindeanteile wehren sich noch hartnäckig. Vergeblich, denn die Kruste hat keine Chance gegen diese Maschinerie und wird schließlich auch zermahlen und eingesabbert. So geht der Nahrungsbrei mit Hilfe der Wangen und Zunge hin und her wie in einem Betonmischer und wird dabei immer mehr gewässert. Ab und an wird von Claus-Dieter Biomilch nachgekippt, um das Gemisch noch sämiger zu machen.

Die Kaubewegungen sind dabei nicht kreisrund, sondern eher tränenförmig und ganz bestimmt nicht pfeilgerade von oben nach unten wie bei einem starren Nussknackermännchen. Während dieser tränenförmigen Bewegung wird der Unterkiefer beim Aufmachen leicht nach vorn und auf eine Seite bewegt, um sich beim Schließen wieder leicht zurückzubewegen. Vier Kaumuskeln zerren dabei genau nach Plan an unserem Unterkiefer, um diesen in vielen, rhythmischen Kauzyklen gegen den fest am Schädel verankerten Oberkiefer zu drücken. Damit werden die beiden Zahnreihen gegeneinander gepresst. Nur ein Muskel kümmert sich um die Öffnung. Das zeigt, dass es bei diesem ganzen Apparat um die kontrollierte Zerstörung von Nahrung geht. Und Claus-Dieter gibt mit seiner ausgeprägten Kaumuskulatur so richtig Gas, vor allem auf der linken Seite. Jeder Mensch hat seine ganz persönliche Lieblingskauseite.[322]

Übrigens: Kauen wie ein Erwachsener, das will gelernt sein. Wissenschaftler aus Schweden und Saudi-Arabien fassten in einem Review alle Studien zur kindlichen Entwicklung des Kauens zusammen. Dabei wurde deutlich, dass sich mit dem Durchbruch der ersten bleibenden Zähne vom sechsten Lebensjahr an die Kaubewegungen verändern, die Kaukraft ansteigt und die Nahrung feiner zermahlen wird. Das Kaumuster und die Kraft eines Erwachsenen werden im Alter von 10 bis 14 Jahren erreicht. Genau in dieser Zeitspanne brechen auch die restlichen bleibenden Zähne durch, sodass Zahnmaterial und Kaumuster wechselseitig lernen, miteinander zu harmonieren.[323]

Ein Tipp am Rande: Wer sein Essen so richtig klein kauen will, um sich die Verdauung zu vereinfachen, sollte mit dem Kiefer eine ausgeprägte Bewegung in der Vertikalen, mit einem leichten Schwenk zur Seite, ausführen. Das ergibt laut den Versuchen von Forschenden aus Spanien und Mexiko bei erwachsenen Kauern den feinsten Nahrungsbrei.[324]

Dreh- und Angelpunkt für das Kauen sind die Kiefergelenke, zwei zierliche Köpfchen am oberen Ende des Unterkiefers, die in einer Gelenkgrube am Schädel gelagert sind. Zwischen Kopf und Grube befindet sich ein beweglicher Knorpel, der sogenannte Diskus. Dieser dient als Puffer, um Kräfte zu absorbieren und ein gegenseitiges Abnutzen der knöchernen Gelenkanteile zu verhindern. Die beiden Gelenkköpfe sind mit einer Kapsel und Bändern fixiert, damit sie bei der ganzen Beweglichkeit nicht aus ihrer Grube heraushüpfen.

Gerade an der Öffnungsbewegung wird deutlich, wie ausgefuchst die Kiefergelenke sind. Anfangs rotieren die Kiefergelenksköpfe nur. Öffnet man den Mund weiter, führt das jedoch zu einer ausgeprägten Gleitbewegung nach vorn unten. Allein für die gerade Mundöffnung haben die Kiefergelenke also zwei Bewegungsabläufe parat. Die zierlichen Gelenke können den Unterkiefer ansonsten in so gut wie jede Himmelsrichtung bewegen und machen so auch eine Vielzahl von Grimassen möglich. Probieren Sie es aus! – Und? Haben Sie eben mit Ihrem Kauapparat für viel Freude und Erstaunen in Ihrem Umfeld gesorgt?

Die Kiefergelenke sind die einzigen Gelenke am menschlichen Körper, die ein natürliches Handicap haben. Sie sind miteinander verbunden. (Stellen Sie sich vor, unsere Arme wären dauerhaft über die Hände miteinander verschmolzen – ein eindeutiger Nachteil …) Trotz dieser natürlich gegebenen Einschränkung weisen die Gelenke eine erstaunliche Beweglichkeit auf. Aufgrund dieser Eigenschaften ist es bei zahnmedizinischen Restaurationen wichtig, den Biss nicht zu verändern. Denn dadurch würde die Lage von gleich zwei Gelenken verschoben werden, was verheerende Folgen für die Muskulatur und den restlichen Bewegungsapparat hätte. In so einem Körper steht eben alles miteinander in Verbindung. Verändert man die Stellung eines Gelenks, führt das zu einer Kettenreaktion im restlichen Körper. Dazu später aber noch mehr, zunächst zurück zu Claus-Dieter.

Brot, Salami, Käse, Butter und Milch sind mittlerweile nicht wiederzuerkennen. Der Proband hat gute Arbeit geleistet.

Wer jetzt aber denkt, der Mund und der Kauapparat haben ihren Part getan, indem sie einen flutschigen, gut schluckfähigen Brei hergestellt haben, der leicht von Magen und Darm verdaut werden kann, der irrt. Er oder sie unterschätzt die einzige Pforte des Körpers, über die wir im Normalfall etwas zuführen. (Einen Einlauf und eine Infusion klammern wir dabei mal aus.) Denn im Mund wird nicht nur die Nahrung mechanisch zerkleinert und für das reibungslose Schlucken vorbereitet. Hier beginnt auch die biochemische Verdauung. Vom Körper können nämlich nur sehr kleine Moleküle von Kohlenhydraten, Fetten und Eiweißen aufgenommen werden. Mit dem Speichel wird das Enzym Ptyalin in den Nahrungsbrei gemischt, um schon mal die wichtigste Energiequelle für den menschlichen Körper, die Kohlenhydrate, chemisch in kleinere Einheiten aufzuknacken. Kohlenhydrate sind zum Beispiel Brot, Nudeln oder Reis. Sie sind, trivial gesagt, Zucker.

Und wer sich jetzt wundert, dass Brot doch überhaupt nicht süß schmeckt, dem sei dies zur Erklärung gesagt: Süß schmecken nur die kleinen Zuckermoleküle und nicht die großen, wie sie in Form von Stärke, also Mehl, im Brot vorliegen. Dass im Mund aus den großen Zuckermolekülen kleine werden, kann man ganz einfach selbst testen. Man nehme ein Stück ordinäres Brot, das keinen Industriezucker enthält, zerkaue es und lutsche einige Zeit an dem Brei herum. Das besagte Enzym Ptyalin hat jetzt Zeit, die großen Zuckermoleküle aufzuspalten. Kaum sind diese chemisch zerkleinert worden, wird es auf einmal süß im Mund. Der gute Claus-Dieter kann also jetzt endlich schlucken, die Nahrung ist bestens für den Magen und Darm vorbereitet.

Die Kaubewegungen werden nicht immer mit der gleichen Intensität durchgeführt. Der Kauapparat ist wahnsinnig sensibel, er spürt sofort, wieviel Kraft notwendig ist und gibt dementsprechend mehr oder weniger Gas. Mit dem Grad der Zerkleinerung und der Einspeichlung nimmt sukzessive auch die Muskelaktivität ab.[325] Warum unnötig Kraft verschwenden oder die Zähne unnötig belasten? Auch Claus-Dieters Körper ist ökonomisch.

Der Kauapparat ist ein komplexes Organ, in dem ein ständiger Informationsaustausch eine effiziente Steuerung über das zentrale Nervensystem ermöglicht. Kiefergelenkkapseln, Muskeln, Schleimhaut, Zunge, Nervenbahnen und Nervenkerne werden dabei zu einer hochspezialisierten Einheit, die für fast jede Situation gewappnet ist. Rezeptoren geben während des Essens ständig Informationen über Geschmack, Temperatur und Konsistenz des Essens, damit die Lage im Mund immer unter Kontrolle ist.[326]

Das Märchen *Die Prinzessin auf der Erbse* von Hans Christian Andersen handelt von einer jungen Dame, die in der Lage ist, mit ihrem Körper eine Erbse unter 20 Matratzen und 20 Decken zu spüren. Sie beweist damit, dass sie wirklich eine Prinzessin ist. Was für den Gesamtorganismus sicherlich nur bei Prinzessinnen beziehungsweise wohl eher nur in der Fantasie möglich ist, bewältigt der Kauapparat ganz unbewusst tagtäglich. Er ist bei jedem bezahnten Menschen ein absolut effektives Tastorgan, was Forschende aus Thailand in einem trickreichen Versuch bewiesen haben. Sie hatten in einigen Reisbällen eine kleine Überraschung für 14 Probanden eingearbeitet: nicht mehr und nicht weniger als ein ungekochtes Reiskorn. Sie wollten wissen, ob die Probanden das harte Reiskorn entdeckten und ob dies bei langsamem oder bei schnellem Kauen besser gelingt. Stolze 90 Prozent ertasteten das einzelne ungekochte Reiskorn. Dabei brauchten die Langsamkauer weniger Kauzyklen für die Entdeckung als die Schnellkauer.[327] Also, nicht so gierig und immer schön langsam genießen!

Wie sensibel der Kauapparat ist, zeigt uns auch eindrucksvoll der Mundöffnungsreflex. Reflexe laufen von selbst ohne gewollte Steuerung ab. Nehmen wir einmal an, wir essen ein leckeres Stück Schwarzwälder Kirschtorte. Alle Kirschen sind entkernt bis auf eine. Eine gefährliche Situation: Die Zähne tauchen durch die luftige Sahne, ziehen weiter durch den festeren Tortenboden, gelangen wieder in weichste Sahne, um dann, zack, auf einen steinharten Kirschkern zu knallen. Innerhalb einer Hunderstelsekunde öffnet sich der Mund automatisch, sodass die Krafteinwirkung auf den wertvollen Zahn sofort unterbrochen wird. Dieses Sicherungssystem nennt sich Mundöffnungsreflex. Sensorzellen in der Kaumuskulatur, genannt Muskelspindeln, registrieren schon eine leichte Dehnung durch den unerwarteten Biss auf den harten Kirschkern. Sofort wird über die Nervenbahnen Meldung ans Gehirn gemacht. Die Nervenzellen, die für die Steuerung der Kaumuskeln verantwortlich sind, werden informiert. Sie veranlassen wiederum blitzschnell über die Nervenbahnen im Rückenmark eine sofortige Öffnung des Munds durch die Kaumuskulatur. Der Zahn ist gerettet.[328]

Zusätzlich befinden sich auch in den kleinen elastischen Fasern, an denen jeder Zahn im Knochen aufgehängt ist, Rezeptoren, die über das zentrale Nervensystem Meldung an die Kaumuskulatur machen, wenn auf sie eine Kraft einwirkt.[329]

Apropos hartes und weiches Essen: Das charakteristische Bruchverhalten von Nahrungsmitteln hat beim Kauen ebenfalls Einfluss auf die Kauintensität und das Bewegungsmuster des Unterkiefers. Wenn wir beispielsweise vor dem Fernseher knusprige Chips essen, die erst hart sind und dann urplötzlich zusammenbrechen, beschleunigt und verlangsamt der Unterkiefer im Wechsel zwischen Widerstand und Bruch. Man will ja schließlich nicht brutal die Zähne aufeinander knallen lassen, nachdem die Chips krachend nachgegeben haben.[330]

Dass der sensible Kauapparat sehr ökonomisch mit seinen Kräften umgeht, zeigt auch eine weitere Studie, diesmal von Wissenschaftlern aus Brasilien und den Niederlanden. Sie gaben zu verschiedenen Speisen mehr oder weniger Flüssigkeit hinzu. Dabei wurde deutlich, dass die Flüssigkeitszufuhr bei trockenen Nahrungsmitteln eine geringere Muskelaktivität und eine kleinere Anzahl von Kauzyklen zur Folge hat. Grund hierfür ist unter anderem, wie sich die Nahrung anfühlt, aber auch, wie sie sich beim Kauen anhört.[331]

Einen regelrechten Schluckwettbewerb veranstalteten Forschende aus den Niederlanden. Sie wollten es ganz genau wissen und zählten an 266 gesunden Erwachsenen die Kauzyklen, die bei verschiedenen Nahrungsmitteln nötig waren, um das Schlucken auszulösen. Dabei waren Brot, Toastbrot, sehr dünner und trockener Melba-Toast, Frühstückskuchen, Erdnüsse, Käse und Karotten im Angebot. Die nötigen Kauzyklen des wissenschaftlichen Festmahls wurden für jedes Lebensmittel dokumentiert. Im direkten Vergleich dazu wurden in einer zweiten Kaurunde dann die Brotsorten und der Frühstückskuchen mit Butter beschmiert. Die Hypothese, also die Annahme, war, dass das Kauen der gebutterten Speisen schneller zu einem Schluckreiz führt als das Kauen der ungebutterten, da es mit dem Gleitmittel Butter eben besser flutscht. Die Ergebnisse: Je nach Nahrungsmittel waren unterschiedlich viele Kauzyklen notwendig. Sie reichten von wenigen 17 Zyklen bei dem weichen Frühstückskuchen bis zu 63 Stück bei der Karottenrohkost. Harte und trockene Nahrungsmittel brauchten demnach mehr Kauzyklen und mehr Speichel. Butter hat sich als Schmiermittel bewährt, denn die Kauzyklen konnten damit gerade bei den trockenen Nahrungsmitteln signifikant reduziert werden. Der Kauapparat und der Mundraum spüren also anhand der Konsistenz ziemlich genau, wann geschmeidig geschluckt werden kann.[332]

Bei einer Spezies kann aber selbst Butter nur bedingt helfen: Mundatmer haben es generell schwerer, ihre Nahrung klein zu bekommen. Schließlich müssen sie während des Kauens auch gleichzeitig mit dem Mund atmen, was die ganze Prozedur verlangsamt. Also seien Sie nicht böse, wenn ein Mundatmer, weil er immer noch nicht fertig ist mit dem Essen, alle anderen am Tisch hält und die Lieblingssendung im Vorabendprogramm verpasst wird. Er kann nicht anders![333]

»Kind, sitz aufrecht beim Essen!« Diese Maßregelung kommt Ihnen bekannt vor? Dann wurden Sie vermutlich als Kind von Ihren Eltern dazu aufgefordert, die darin ein effektives Zerkleinern der Nahrung und eine gute Verdauung begründet sahen. Schade nur für Erziehende heute, dass diese Annahme von Wissenschaftlern aus Japan mittlerweile widerlegt wurde. Der Zeitpunkt, an dem die Nahrung für den Schluckakt bereit war, war bei aufrecht sitzenden und liegenden erwachsenen Probanden der gleiche.[334]

Abermillionen von Teenagern und Pubertierenden haben nach dem vollständigen Zahnwechsel also jetzt die Möglichkeit, ein Lümmeln am Esstisch argumentativ zu rechfertigen.

Die Mahnung »Würg das Essen nicht so!« scheint allerdings nach einer Auswertung von mehreren Studien ihre Berechtigung zu haben. Die Forschenden aus den USA kamen in ihrem Review zum Schluss, dass das Kauen womöglich das Hungergefühl senkt und damit die Speisemenge bei der weiteren Nahrungsaufnahme reduziert. Sie vermuten, dass die Anzahl der Kauzyklen womöglich in Zusammenhang mit hormonellen Reaktionen im Darm stehen könnte, die zu einem Sättigungsgefühl führen.[335]

Andere amerikanische Wissenschaftler fanden sogar heraus, dass die Kaugeräusche direkten Einfluss auf die Essensmenge haben. Je lauter das Kaugeräusch, desto weniger wird anscheinend gegessen. Bei einem Versuch setzten die Wissenschaftler 71 Probanden vor einen Korb mit kleinen, knusprigen Brezeln. Die einen wurden über Kopfhörer mit lauter Musik beschallt, die anderen mit leiser. Das Ergebnis war eindeutig: Die Probanden mit lauter Musik auf den Ohren waren wesentlich gefräßiger als die Probanden, die ihre Kaugeräusche bei leiser Musik noch hören konnten. Sie aßen stolze 45 Prozent mehr Brezeln als die anderen. Eingespielte Essgeräusche von anderen Snackern führten hingegen zu einem geringeren Brezelkonsum. Wer abnehmen will, braucht sich anscheinend nur etwas vorschmatzen zu lassen – und kann dabei andere dick werden lassen.[336] Jetzt wissen wir, dass weiche und geräuschneutrale Gummibärchen womöglich noch viel heimtückischer sind als knusprige Chips.

Geräusche beim Kauen können sogar disziplinarische Maßnahmen zur Folge haben. »Kaugummi raus und Strafarbeit!« hieß es und heißt es heute noch oft in der Schule. Essen ist generell im Unterricht verboten. Allerdings regt das Kauen erwiesenermaßen die Gehirnaktivität an und wäre deswegen gerade beim Lernen eine gute Sache. Auch das Gedächtnis und die aufmerksame Beteiligung am Unterricht könnten so gesteigert werden. Selbst die Reaktionszeiten, beispielsweise beim Autofahren, können durch Kauaktivität verkürzt werden. Das bestätigten Forschende aus Japan in ihrem Paper zur Aktivität von Gehirnarealen beim Kauen.[337]

Dass man sich dabei vor der Geschmacksrichtung Zitrone beim Kauf von Kaugummis hüten sollte, belegt eine andere japanische Untersuchung an 9 Probanden. Die Reaktionszeit verlangsamte sich und die kognitiven Funktionen nahmen ab. Die Wissenschaftler führten das auf eine Reizüberflutung im Gehirn durch den sauren Zitronen-Geschmack zurück. Sauer macht also gar nicht lustig, sondern langsam und bescheuert.[338]

Generell ist das Kauen von Kaugummis für die Kaumuskeln wie ein Langstreckenlauf. Deswegen sollte man es damit auch nicht übertreiben. Ein Muskelkater kann hier zu ziemlichen Gesichts- und Kopfschmerzen inklusive schmerzenden Kiefergelenken führen. Ein junger Student suchte mich einmal in der Praxis wegen Gesichts- und Kopfschmerzen auf. An den Zähnen waren keine Auffälligkeiten zu sehen. Die Kaumuskulatur war aber komplett verspannt und an vielen Stellen druckempfindlich. Ich fragte ihn, was er den ganzen Tag so triebe. Er antwortete, dass er seine Diplomarbeit schreibe. Das wollte ich genauer wissen und hakte nach, was er dabei so mache. Er sagte, dass er unter anderem auch Kaugummi kaue. Ich gab ihm den Rat, das Kaugummikauen erst mal zu lassen. Dann würden die Schmerzen nach ein paar Tagen verschwinden. So war es schließlich auch. Einerseits hatte der junge Mann beim Schreiben alles richtig gemacht, er hatte seine kognitive Leistung durch das unerlässliche Kauen nach oben katapultiert. Andererseits hatte er sich mit diesem Kaugummi-Marathon einen üblen Muskelkater eingehandelt.

Tatort Störkontakt

Risikofaktoren für einen durchgedrehten Kauapparat

Die Akte Jutta W. aus S. ist die Geschichte eines Opfers, wie sie vielschichtiger nicht sein könnte. Ein Zahnkrimi, der das Leben der jungen Frau nachhaltig verändern sollte. Der Tatort war in ihrem Mund. Unter Verdacht: unter anderem ein Störkontakt von 0,5 Millimetern zwischen ihren Zähnen. Ein eindeutiger Täter konnte allerdings nie ermittelt werden. Mehrere teils unbekannte Ganoven hatten sich zusammengeschlossen, um Jutta W. aus S. das Leben schwer zu machen.

Aber erst mal von vorn: Als Sechzehnjährige hatte Jutta W. ein gesundes Gebiss und deswegen auch gut lachen. Ihre Zähne im Ober- und Unterkiefer waren passend zueinander durchgebrochen und hatten nicht zu viel und nicht zu wenig Kontakt zueinander. Jeder ihrer Zähne war nicht nur ansehnlich, sondern auch ein faszinierendes und makelloses Tastorgan, das beim Kauen über Rezeptoren in engem Kontakt zum zentralen Nervensystem stand. Ihre Kiefergelenksköpfchen lagerten zufrieden und spannungsfrei in der Gelenkgrube, die Kaumuskeln warteten entspannt auf ihren Kaueinsatz. Jutta hatte schöne Zähne und ein bezauberndes Lächeln und generell ein wunderbares Leben, ihre berufliche Karriere als Bankkauffrau hatte sie eben mit der Ausbildung gestartet. Sie wurde geschätzt und gemocht.

Wenn sie ihre Zahnreihen aufeinanderlegte, hatten alle Beißerchen kleine punktförmige Kontakte, die Kaukraft wurde fair zwischen sämtlichen Zähnen aufgeteilt. Keiner sollte überlastet werden. Die mehrwurzligen und größeren Backenzähne hatten mehr Kontaktpunkte zu ihrem Gegenzahn als die einwurzligen und kleineren Frontzähne. Bei Zahnkontakt fand die junge Frau stets zuverlässig eine Wohlfühlposition, in der sich ihre Kau- und Gesichtsmuskeln so richtig ausruhen konnten. Auch wenn die Zahnkontakte immer wieder ein bisschen variierten, weil die Muskelaktivität an jedem Tag und zu jeder Tageszeit etwas anders war,[339] blieb ihr Mund ein friedlicher und funktionsfähiger Ort.

Wenn Jutta W. aus S. ihren Unterkiefer beim Kauen zur Seite schob, glitt der Unterkiefereckzahn so steil auf der Innenseite des Oberkiefereckzahns entlang, dass die zerstörerischen Backenzähne dabei sofort außer Kontakt gerieten. Auch die Schneidezähne halfen dabei, die Backenzähne bei Kaubewegungen nach vorn außen vorzulassen. Wenn sie ihren Unterkiefer nach vorn schob, rutschten die Unterkieferschneidezähne vergnügt auf der steilen Bahn der inneren Oberkieferschneidezähne hinunter, während im Seitenzahnbereich sofort Funkstille herrschte. Und das war gut so, denn die Frontzähne waren viel sensibler als die bedrohlichen Seitenzähne.[340]

Das bemerkte die junge Frau einmal zufällig, als sie beim Lernen für eine Prüfung auf einem Kugelschreiber aus Kunststoff herumkaute. Die sensiblen Frontzähne tasteten freundlich auf dem Plastikstift herum. Lieferte sie den Kugelschreiber allerdings dem Seitenzahnbereich aus, stürzten sich die Backenzähne wie wilde Tiere mit großer Kraft auf ihn und hatten ihn in Nullkommanichts in seine Einzelteile zerlegt. Die Frontzähne bändigten mit ihrer Sensibilität also die Seitenzähne und sorgten dafür, dass nur das Essen zwischen ihren Zähnen zermalmt wurde und die Zähne trotz der großen Kraft dabei selbst keinen Schaden nahmen.

Jeder Zahn gab als Tastorgan ständig Rückmeldung an das zentrale Nervensystem, sodass die Muskeln automatisch schön ökonomisch arbeiten konnten und Zähne, Gelenkkapseln, Gelenkknorpel und Bänder nicht unnötigen Belastungen ausgesetzt wurden. Wenn Jutta harte Karotten knabberte, musste ihr Gebiss anders kauen als bei Grießbrei.[341] Auch Reflexe beschützten die Zähnchen. Rezeptoren in und am Zahn sowie in den Kaumuskeln sorgten für unterbewusste Meid- und Ausgleichsbewegungen sowie eine sofortige Kraftreduktion, wenn sich da beispielsweise mal etwas Hartes in vermeintlich Weiches eingeschlichen hatte. Alles war im Gleichgewicht und voll unter Kontrolle.[342] Doch so sollte es nicht lange bleiben …

Der Mundgesundheitszustand von Jutta W. aus S. verschlechterte sich erstmals, als bei einer zahnärztlichen Kontrolle eine Karies entdeckt wurde. Die Karies wurde entfernt und das fehlende Zahnmaterial durch eine Füllung ersetzt. Soweit so gut, sie hatte den Termin hinter sich gebracht. Die Betäubung wirkte noch, als sie nach Hause ging. Deswegen war ihr in der Praxis auch entgangen, dass die Füllung an einer Stelle um 0,5 Millimeter zu hoch war. Als die Spritze nachließ, bemerkte sie dann zwar den kleinen Störkontakt, dachte aber: »Das wird sich schon wieder einbeißen.« Weit gefehlt, Jutta! Hier hatte sich eine echte Bedrohung Zugang zu ihrem Mundbereich verschafft.[343]

Denn was Jutta W. aus S. nicht wusste, war, dass dieser winzige Störkontakt schon ausreichte, um die Koordination und die Aktivität ihrer Kaumuskeln ordentlich durcheinander zu bringen. Wäre sie doch nur noch einmal zum Einschleifen gegangen! Es wäre eine Sache von fünf Minuten gewesen, den unerwünschten Eindringling zu eliminieren. Doch so nahm das Unglück seinen Lauf: Die Muskeln spannten sich zwar länger an, aber vor allem die Muskelaktivität auf der Seite mit dem Störkontakt verringerte sich. Und das war noch nicht alles: Ohne dass Jutta etwas bemerkte, begann sie nach 48 Stunden intuitiv ihr Kauverhalten zu ändern, indem sie nur noch auf der Seite kaute, die einen störungsfreien Biss ermöglichte.[344] Auf dieser Arbeitsseite war jetzt die Muskelaktivität erhöht und das Kiefergelenk machte quasi Überstunden, während sich das auf der Gegenseite mehr ausruhte als vorher.[345] Auch Juttas maximale Bisskraft nahm ab.[346]

Das Gleichgewicht der Kräfte war also aus den Fugen geraten. Die Veränderung hatte Auswirkungen auf Juttas Gehirn, in dem das bewährte und effiziente Kaumuster für die Zeit vor der zu hohen Füllung abgespeichert worden war. Die Gehirnaktivität in diesem Areal veränderte sich, da die Bedingungen zwischen zwei Zähnen um lediglich 0,5 Millimetern abwichen. Juttas Gehirn machte das Beste aus der Situation und speicherte letztendlich das zwangsweise erlernte Kaumuster als neues Standardprogramm ab.[347]

Als Jutta älter wurde, folgten noch viele weitere Füllungen und der komplexe Kauapparat musste sich immer wieder auf minimal unterschiedliche Bissverhältnisse einstellen. Mit jeder neuen Versorgung näherte sie sich weiter der Katastrophe, die bereits in ihrem Kauapparat schlummerte, aber noch unbemerkt blieb.[348] Die schöne Ruheposition der Kiefergelenke gab es schon lange nicht mehr. Gerade weil beide Gelenke über den Unterkiefer miteinander verbunden sind, führte die Veränderung des Bisses auf einer Seite automatisch auch zu einer Veränderung der Kiefergelenksposition auf der anderen Seite. Der Unterkiefer war buchstäblich in Schieflage geraten. Die Kaumuskelaktivität wurde immer verrückter.[349]

Auch laborgefertigte keramische Kronen waren schließlich bei der mittlerweile Fünfundzwanzigjährigen, die in einer Bank arbeitete, eingesetzt worden. Die starre Keramik nutzte sich langsamer ab als der natürliche Zahnschmelz und wurde so nach einiger Zeit automatisch zu hoch. Der Unterkiefer traf beim Zubeißen auf dieses Hindernis und rutschte dann, um die Zähne doch noch zueinander finden zu lassen und den entstandenen mächtigen Störkontakt dabei zu umgehen, in eine andere Schlussbisslage zur Seite und nach hinten.[350] Sie bemerkte, dass es auf einmal irgendwie hakte. Bei der zahnärztlichen Kontrolluntersuchung war sie schon lange nicht mehr gewesen. Keine Zeit! Der Zahnarzt hätte die Ganoven vielleicht noch in ihre Schranken weisen können, hätte die Keramikkrone etwas einschleifen können. Eine einfache, aber wirkungsvolle Waffe gegen diese Unruhestifter.

Nichts war im Kauapparat jetzt mehr, wie es einmal gewesen war. Die Kiefergelenke befanden sich nicht mehr in ihrer Ruheposition und wurden gequetscht. Beim Auf- und Zumachen begann ein Kiefergelenk zu knacken. Die Muskeln waren im Schlussbiss nicht mehr entspannt, sondern überaus verkrampft. Verschiedenste Täter hatten sich verbündet und trieben als kriminelle Bande, die sich an mehreren Tatorten bemerkbar machte, ihr Unwesen.[351]

Dann erschien ein neuer Verdächtiger auf der Bildfläche und zwar in Person eines aalglatten und geleckten Mannes, der etwas davon verstand, wie man Karriere machte. Seine Frisur entsprach immer der jüngsten Mode und wurde monatlich grunderneuert. Seine Businessklamotten in den Farben der Saison strahlten jugendliche Dynamik aus. Abgerundet wurde alles durch ein hochwertiges Surferarmband am rechten Handgelenk, das suggerieren sollte: »Eigentlich bin ich richtig locker drauf!«

Das war Juttas neuer Chef in der Bank. Und der hatte sie von Anfang an auf dem Kieker. Ein toxischer, selbstverliebter Typ, der den Job bekommen hatte, für den sie doch so gekämpft hatte. Nun wollte der Kerl Jutta S. aus W. anscheinend rausekeln. Das spürte sie, das sollte sie wohl auch spüren, und das machte ihr sehr zu schaffen. Dieser Typ, mit seinem künstlich verursachten Stress, sollte ungewollt zum aktiven Komplizen einer unvorstellbaren Zerstörung in Juttas Mund werden.[352]

Jutta W. aus S. begann, sehr unruhig zu schlafen und nachts mit den Zähnen zu knirschen. Intuitiv versuchte sie, den Störkontakt wegzubekommen und verarbeitete damit gleichzeitig die Belastung auf der Arbeit. Sie steckte fest in einem kriminellen Teufelskreis.[353]

Durch ihre veränderte Schlussbissstellung funktionierten beim Hin- und Herknirschen auch ihre Schutzmechanismen nicht mehr. Auf der Seite mit dem Störkontakt glitten nicht mehr die sensiblen Eckzähne bei der Seitwärtsbewegung des Unterkiefers übereinander, um die Kraft der zerstörerischen Backenzähne aus dem Kauapparat zu nehmen. Nein, die Backenzähne rieben jetzt ungezügelt übereinander, die Kaumuskeln gerieten völlig außer Kontrolle. Auch bei der Unterkieferbewegung auf die Gegenseite rubbelten zwei Backenzähne auf der Störkontaktseite kraftvoll aufeinander herum.[354]

Einige Nächte ging das so. Bis Jutta S. aus W. eines Morgens aufwachte und sich wie erschlagen fühlte. Ihr ganzer Kopf schien zu schmerzen. Außerdem konnte sie ihren Mund nur mit Schwierigkeiten öffnen, um sich die Zähne zu putzen.[355] Sie dachte, sie hätte Migräne, aber tatsächlich handelte es sich um einen massiven Muskelkater ihrer Kaumuskeln, welche die ganze Nacht gearbeitet hatten.[356] Sie nahm eine Kopfschmerztablette und dachte nicht weiter darüber nach.

Doch bald fing sie an, auch tagsüber bei der Arbeit wie wild mit den Zähnen zu pressen und zu knirschen. Vor allem, wenn sie in der Nähe ihres Chefs war, arbeitete ihr Kauapparat auf Hochtouren. Ihr selbst fiel das schon gar nicht mehr auf.[357] Nach der buchstäblich verbissenen Tätigkeit an Monitor und Telefon war ihr Kopf eine einzige Muskelverspannung. Der Nacken schmerzte und beim Dehnen des Kopfs krachte es nur so.[358]

Ihr Vorgesetzer hatte sie im Büro bereits angesprochen, dass sich Jutta nicht mehr so krumm hinsetzen sollte. Irgendwie nahm auch sie wahr, dass sich ihre Körperhaltung verändert hatte.[359] Jutta machte schon lange keinen Sport mehr. Früher war sie zum Ausgleich immer noch zum Yoga gegangen, was ihr richtig gutgetan hatte. Dafür hatte sie momentan aber überhaupt keinen Nerv mehr.[360]

Sie gönnte sich am Abend lieber ein, zwei oder manchmal drei Gläser Wein, um die Arbeit und ihren unmöglichen Chef endlich aus dem Kopf zu bekommen. Ihr Kaffeekonsum stieg rasant an, seit sie sich nach dem Schlafen nicht mehr erholt, sondern gerädert fühlte. An Tagen, an denen sich ihr Boss besonders furchtbar benahm, flüchtete sie in die Raucherecke, um eine Zigarette bei ihrer Kollegin Sibylle zu schnorren. Es tat gut, dort ihrem Ärger Luft zu machen.[361]

In Juttas Mund machten die Täter mittlerweile zerstörerische Fortschritte. Ihre Backenzähne begannen sich immer mehr abzunutzen. An einigen Stellen war der Schmelz schon weg und das Zahnbein kam zum Vorschein.[362] Die junge Frau merkte das nur, weil die Zähne empfindlicher auf Kaltes, Warmes und Saures reagierten. Sie beschloss, die Zahnpasta zu wechseln und ein spezielles Mundwasser gegen übersensible Zähne zu verwenden.[363]

Auch die Schneidezähne wurden zusehends in Mitleidenschaft gezogen. Die Frontzähne des Unterkiefers gruben sich mittlerweile so richtig in die Innenflächen der Oberkieferfrontzähne, wetzten ihre Schneidekanten gegeneinander, sodass die Länge der Zähne schleichend, aber stetig abnahm, bis auch hier das Dentin zum Vorschein kam. Nach einiger Zeit bemerkte Jutta W. aus S. Risse an den Frontzähnen und stellenweise abgesplitterten Schmelz.[364]

Die Täterbande spielte ein wirklich unwürdiges Spiel mit ihr. Denn durch die ungesund hochtrainierten Kau- und Gesichtsmuskeln wirkte ihr gesamter Kopf mittlerweile irgendwie dicker. Vor allem die Backen waren wie aufgeblasen. Dabei hatte sie doch gar nicht zugenommen, was ihr ein Blick auf die Waage verriet.[365] Auf einem Foto, das ihr Sibylle geschickt hatte, war Jutta außerdem aufgefallen, dass ihr Gesicht etwas schief aussah.[366]

Die Kopfschmerzen wurden unerträglich. Nur wenn sie Alkohol trank, verspürte sie eine deutliche Linderung, auch die Verspannungen ließen nach. Deswegen trank sie am Feierabend immer häufiger und immer mehr, auch weil die Probleme auf der Arbeit dann wie verschwunden schienen. Damit spielte sie jedoch den Übeltätern in die Hände, die sich heimlich in ihr Leben geschlichen hatten. Es wurde noch mehr geknirscht, die Muskulatur geriet noch mehr außer Kontrolle.[367]

Als sich in ihrer Kammer leere Weinflaschen stapelten, wurde Jutta W. aus S. das Ganze langsam unheimlich. So konnte es nicht weiter gehen. Sie beschloss ihren Alkoholkonsum zu reduzieren und demnächst ihren Hausarzt aufzusuchen, um sich durchchecken zu lassen.

Da schlugen die Täter erneut zu: Am nächsten Tag im Büro begann es während eines Meetings mit ihrem Chef in Juttas Ohr zu pfeifen und ihr wurde schwindelig. Der Druck auf das Kiefergelenk schien die umliegende Anatomie des Ohres erfasst zu haben.[368]

Während ihr Chef sich selbst lobte und ihr neue Aufgaben auf den Tisch knallte, die eigentlich er hätte erledigen sollen, stand sie auf, um sich ein Glas Wasser zu holen. Beim Laufen verlor sie kurz das Gleichgewicht, musste sich festhalten. Ihr Chef bemerkte das, warf für einen Moment seine Eitelkeiten über Bord und schickte sie zum Arzt.

Juttas Hausarzt war ein hagerer, verständnisvoller Typ mit einer Nickelbrille. Wenn er sich mit seinen knochigen Fingern Dinge notierte, befürchtete man, diese würden gleich brechen, so sehr drückte er mit dem Stift. Er war sehr interessiert an ihrem Lebenswandel und an ihrer Arbeitssituation. Jutta W. aus S. erzählte ihm alles, von ihrem Chef, dem Stress, dem ständigen Sitzen und dem Alkohol. Immer wieder hielt der Hausarzt inne und fixierte Jutta über den Rand seiner Brille hinweg.

Schließlich schrieb er seine Patientin erst mal zwei Wochen krank und verordnete ihr Massagen beim Physiotherapeuten. Der Mediziner gab ihr den dringenden Rat, sich zu entspannen und am besten wieder mit dem Yoga anzufangen. Den Alkohol sollte sie vorerst komplett weglassen. Jutta befolgte die Ratschläge, die zwar kurzzeitig Linderung brachten, doch die kriminelle Bande, die sich gegen ihre Gesundheit verschworen hatte, hatte das muskuläre System und die Psyche so dermaßen durcheinander gebracht, dass das nicht lange anhielt. Wirkliche Entspannung wollte nicht so recht eintreten. Und beim Gedanken daran, bald wieder arbeiten zu müssen, wurde ihr angst und bange.[369] Da das Hauptsymptom diese schrecklichen Kopfschmerzen waren, die überall hin auszustrahlen schienen, schickte sie der Hausarzt schließlich in die Röhre, um einen Gehirntumor auszuschließen. Der Befund war ohne Besonderheiten, ihr Gehirn und ihr restlicher Kopf waren auf den ersten Blick kerngesund. Also wieder keine Lösung in Sicht.

Die Arbeit rief, einiges hatte sich in ihrer Abwesenheit angestaut, das E-Mail-Postfach war mehr als voll. Die Kollegen verhielten sich anders als vor ihrer Krankschreibung. Hier und da wurde auch getuschelt. Während Jutta W. aus S. ihre E-Mails durchforstete und dabei ein neuer Arbeitsauftrag nach dem anderen aufpoppte (ihr Chef delegierte fröhlich, damit er weiterhin eine ruhige Kugel schieben und der Geschäftsleitung tolle Ergebnisse präsentieren konnte), kam Panik in ihr auf. Ihr ganzer Kopf begann zu hämmern. Eine Übelkeit legte sich wie ein pechschwarzer Teerfilm über ihren ganzen Körper, eine Schwere ergriff ihre Glieder und ließ sie erstarren. Jutta glotzte auf den Monitor. Sätze, Wörter und

Buchstaben wurden zu einem vernebelten Einheitsbrei, der nicht mehr zu entschlüsseln war.

Nachdem es Sibylle nach geraumer Zeit immer noch nicht gelungen war, zu ihrer versteinerten Kollegin durchzudringen, verständigte sie den verhassten Chef. Als sich dieser mit seinem geleckten Haarschnitt, seinem elitären Grinsen und seinem Nadelstreifenanzug mit kurzen Hosenbeinen im modernen Karottenschnitt näherte, begann Jutta W. aus S. plötzlich laut zu schreien, als ob sie den leibhaftigen Teufel gesehen hätte. Sie wurde kurz darauf abgeholt und eingeliefert. Die eindeutige Diagnose des Psychiaters in der Klinik: schwere Depression.[370]

Während des stationären Aufenthalts bekam Jutta erst Antidepressiva, die ihre Beschwerden nach drei Wochen sogar noch verschlimmerten. Sie wurde daraufhin medikamentös umgestellt.[371] Das neue Arzneimittel führte zu ersten Erfolgen. Sie fühlte sich besser, das Band der Schwere, das sich um ihren Körper geschlungen hatte, begann spürbar löchrig zu werden und sich langsam zu lösen. Die Kopfschmerzen waren zwar noch da, aber deutlich zurückgegangen. Nach gut zwei Monaten war Jutta W. aus S. weiterhin krankgeschrieben, aber sie konnte zumindest nach Hause.[372]

Die junge Frau beschloss, ihr Leben wieder in die Hand zu nehmen. Bei ihren Zähnen wollte sie starten. Denn in den ersten drei Tagen in der Psychiatrie war ihr ein mittlerer Schneidezahn im Oberkiefer abgebrochen. Da musste etwas getan werden. Und da sie ohnehin schon länger nicht mehr bei der Kontrolle gewesen war, machte sie einen Termin bei einem Zahnarzt um die Ecke aus.

»Frau W., was ist Ihnen denn zugestoßen? Ihre Zähne sind erschreckend abgenutzt und in der Front regelrecht zersplittert«, fragte ihr Zahnarzt erschüttert, als er eine erste Bestandsaufnahme machte. Sie erzählte ihre Geschichte und der Zahnarzt lauschte interessiert. Daraufhin nahm er seine Lupenbrille ab und konzentrierte sich auf einmal gar nicht mehr auf Juttas Zähne. Er tastete an ihrem Kiefergelenk herum, ließ sie dabei den Mund auf und zu machen. Das drückte etwas, war aber noch auszuhalten, wie Jutta ihm versicherte.[373] Dann begann er konzentriert, ihren Kopf abzutasten. Sie wollte den Zahnarzt schon nach dem Grund fragen, als urplötzlich ein stechender Schmerz durch ihren ganzen Schädel fuhr. Ein erschrockenes »Autsch« folgte prompt. Das war genau der Schmerz, der sie seit Jahren plagte. Der Zahnarzt tastete unbeirrt weiter mit seinen Gummihandschuhfingern und fand noch viele solcher Stellen, die einen starken Schmerz auslösten.[374]

»Sie sind muskulär total verspannt. Ich habe einige Verhärtungen gefunden«,[375] stellte der Zahnarzt fest und traf Vorbereitungen, um seine Spurensuche im Mund fortzuführen. Er legte dafür zwei Watterollen zwischen die Frontzähne.

»Bitte den Mund locker zumachen, bis Sie die Watterollen spüren, und dann nicht zubeißen. Versuchen Sie, keinen einzigen Muskel anzuspannen. Lassen Sie komplett locker. Ich möchte, dass Ihr Gehirn Ihren falschen Biss vergisst.[376] Machen Sie dabei ruhig die Augen zu. Ich bin gleich zurück«, wies der Zahnarzt seine Patientin an, ließ entspannende Musik laufen und verließ das Behandlungszimmer.

Jutta W. aus S. wäre fast eingeschlafen, da kam der Zahnarzt zurück. Die Lupenbrille war wieder auf seine Nasenspitze gewandert, das grelle Licht wurde angeknipst. Er wies sie jetzt an, den Mund ganz locker zu schließen, beim ersten Zahnkontakt zu stoppen und dann zuzubeißen. Langsam machte sie ihren Mund zu, bis sie auf die zu hohe Keramikkrone stieß. Nur die Krone und der Gegenzahn hatten so Kontakt. Dann biss Jutta zu und rutschte mit dem Unterkiefer nach rechts hinten. Jetzt hatten zwar wieder alle Zähne Kontakt, die Entspannung der Muskeln war aber dahin.

Der Zahnarzt ließ sie anschließend noch den Unterkiefer aus der Schlussbissposition hin- und herschieben und guckte detektivisch, was dabei zwischen den Zähnen ablief. Dann hatte er genug gesehen und die Spurensicherung beendet. Er nahm für sein Abschlussplädoyer ausnahmsweise mal den Mundschutz ab.

»Ich denke, eine Ursache für Ihre Kopfschmerzen sind Ihre Zähne«, sagt er jetzt selbstsicher. »Sie brauchen eine Schiene, damit Ihre Muskeln endlich mal wieder die Möglichkeit haben, sich zu entspannen. Dazu müssen wir einen Biss in Wohlfühlposition für Sie finden. Ich schreibe Ihnen noch ein Rezept für Physiotherapie auf, damit Ihre Muskeln für den nächsten Termin schön locker sind. Ansonsten jeden Tag üben, alle Gesichtsmuskeln zu entspannen, so wie Sie es eben gemacht haben.[377] Außerdem würde ich gern noch eine Psychotherapeutin hinzuziehen. Dann bekommen wir die Übeltäter hoffentlich bald wieder in den Griff.«

Aus anfänglich einer nur 0,5 Millimeter zu hohen Füllung, Stress auf der Arbeit und einem ungesunden Lebenswandel war bei Jutta W. aus S. eine Craniomandibuläre Dysfunktion entstanden. Ja, so heißt nach der Diagnose das Täterprofil wirklich. Nun konnten Zahnarzt, Physiotherapeut und Psychotherapeut die Situation zusammen wieder unter Kontrolle bringen. Vor ihrem nächsten Zahnarzttermin ging Jutta W. aus S. regelmäßig zur Physiotherapie. Hier legte nicht nur der Therapeut Hand an, sondern ihr wurden auch Übungen für zu Hause gezeigt, die sie täglich durchführte. Ihre Gesichts- und Kaumuskeln lockerten sich zunehmend.[378]

Die Psychotherapeutin veranlasste eine kognitive Verhaltenstherapie, um ihre Depression, ihre Ängste und ihr latentes Suchtverhalten zu behandeln.[379] Juttas erlernte Denk- und Verhaltensmuster und ihre Gefühlswelt waren dabei auf dem Prüfstand, um – falls nötig – positive Alternativen finden zu können. Gerade die Gruppengespräche mit Menschen, die ähnliche Erfahrungen gemacht hatten, taten ihr gut. Sie war nicht mehr allein.

Psychisch und muskulär gelockert hatte sie schließlich den großen Showdown bei ihrem Zahnarzt, bei dem die Lage des Unterkiefers in Wohlfühlposition für Muskeln und Kiefergelenke registriert werden sollte. Ganz sanft wurde der Unterkiefer auf eine Wachsplatte geführt, die stabil am Oberkiefer gelagert war. Nur einen Hauch sollte Jutta in die Wachsplatte einbeißen. Zahnkontakt war nicht erwünscht. Ziel war es ja, dem falschen Biss zu entkommen und zu sehen, wo die Muskeln und Kiefergelenke eigentlich hinwollten. Der Zahnarzt kontrollierte, ob diese Position beim Auf- und Zumachen immer wieder präzise getroffen wurde. In einem zweiten Schritt wurde die Position mit einem feinen Zement im Bereich der Einbissstellen absolut präzise nachregistriert.[380]

Das Arsenal des Zahnmediziners war damit noch nicht annähernd ausgeschöpft. Eine wahre Materialschlacht begann. Zwei Abformungen des Ober- und Unterkiefers wurden genommen und anschließend wurde die räumliche Lagerung des Oberkiefers zu den Kiefergelenken registriert. Eine seltsame Apparatur wurde Jutta W. aus S. dafür angelegt, welche die Assistenz Gesichtsbogen nannte. Zwei Bügel mit Ohrstöpsel wurden ihr in die Ohren gesteckt, die als Referenzpunkt für das Kiefergelenk dienten. Wie nahe die Ohren am Kiefergelenk waren, war Jutta bewusst geworden, als sie sich einmal die Finger in die Ohren gesteckt, den Mund auf und zu gemacht und die Bewegung der Kiefergelenke gut gespürt hatte.

Eine hufeisenförmige Metallgabel mit einem Metallstift, der aus dem Mund herausragte, wurde nun mit hartem Silikon an ihren Oberkieferzähnen fixiert, um als Referenz die Lage der Oberkieferzahnreihe festzuhalten. Die Bügel aus den Ohren wurden mit dem Metallstift der hufeisenförmigen Metallgabel verbunden. Jetzt war die räumliche Lagerung der Zahnreihe zum Kiefergelenk registriert.[381]

Das alles landete in der Asservatenkammer des Zahntechnikers. Mit Hilfe der Abformungen stellte dieser Gipsmodelle her. Die gründliche Bestandsaufnahme des Tatorts machte sich jetzt bezahlt. Die Modelle sollten nämlich in künstliche Kiefergelenke, den sogenannten Artikulator, eingegipst werden, um für Jutta eine Kunststoffschiene herzustellen, die den Biss, die Kiefergelenke und die Muskulatur wieder in Harmonie brachte. Das Oberkiefermodell konnte dank des Gesichtsbogens passend zu den Kiefergelenken im Artikulator eingegipst werden. Mit dem Wachsbiss konnte wiederum das Unterkiefermodell in Wohlfühlposition zum Oberkiefer eingegipst werden.

Jetzt hatte der Zahntechniker quasi die ideale und entspannte Jutta W. aus S. mit ihren Zähnen und ihren Unterkieferbewegungen auf seinem Tisch stehen. Er war bereit, dem verbrecherischen

Treiben im Mund seiner Patientin ein für allemal ein Ende zu bereiten.

Der Clou an der Sache: In der Kunststoffschiene konnte er nun alle Dinge umsetzen, die Juttas gesundem Gebiss so gutgetan hatten. Die Schiene fertigte er auf dem Oberkiefer. Wenn Jutta zubiss, hatten alle Zähne des Unterkiefers wieder gleichmäßigen und punktförmigen Kontakt, kein Zahn war überlastet und es gab keine Vorkontakte mehr, die Jutta in irgendeine ungemütliche Unterkieferposition rutschen ließen und die Kiefergelenke quetschten.

Auf der Schiene befand sich im Frontzahnbereich eine mit Kunststoff aufgebaute, steile Gleitschanze. Auf ihr konnten die Unterkieferfrontzähne wie auf langen Oberkieferfrontzähnen innen entlang gleiten, wobei sich der Mund kontinuierlich nach vorn öffnete und die rabiaten Backenzähne sofort außer Kontakt waren. Das gleiche galt für Knirschbewegungen zur Seite: Hier übernahmen sofort nur die sensiblen Unterkiefereckzähne auf der steilen Kunststoffschanze den dynamischen Kontakt und die Führung. Die Backenzähne hatten bei Gleitbewegungen des Unterkiefers also einfach nichts mehr zu melden. So wurde Kraft aus dem Kausystem genommen.

Nachdem Jutta anfing, die Schiene nachts zu tragen, beruhigten sich in Kombination mit den Massagen, ihren eigenen Lockerungsübungen und der Psychotherapie die Gesichts- und Kaumuskeln immer mehr. Die Kopfschmerzen verschwanden zunehmend, sie schlief ruhiger und war ausgeruhter. Generell achtete Jutta jetzt mehr auf ihren Lebensstil.

Da der Biss, die Kaumuskeln und die Kiefergelenke sich erst wiederfinden mussten und das Gehirn ein neues Kaumuster abzuspeichern hatte, wurde die Schiene noch mehrere Male kontrolliert. Durch Einschleifmaßnahmen konnten immer wieder minimale Optimierungen vorgenommen werden. Nach und nach verließen Jutta die Schmerzen fast vollständig. Die Lebensfreude kam zurück, weswegen die Antidepressiva schrittweise abgesetzt werden konnten.

Zudem hatte Jutta W. aus S. ihren bisherigen Job gekündigt und sich mit Erfolg in einem anderen Unternehmen beworben, auf eine Führungsposition. Sie ist eine gute Chefin, weil sie schließlich aus eigener Erfahrung weiß, wie wichtig das ist. So hat ihr persönlicher Zahnkrimi doch noch zu einem guten Ende gefunden.

Das hässliche Zähnchen

Aufbau, Niedergang und Erneuerung der Zahnästhetik

»Es sah unter sich sein eigenes Bild,
aber es war nicht mehr ein plumper,
schwarzgrauer Vogel, häßlich und Abscheu erweckend,
es war selbst ein schneeweißer Schwan mit stolzem Gefieder.«[382]

So beschreibt Hans Christian Andersen die Verwandlung eines vermeintlich hässlichen Entenkükens in einen wunderschönen und majestätischen Schwan. Während das hässliche Entlein es schwer hatte, überall gehänselt, schikaniert und ausgegrenzt wurde, wurde der Schwan vorbehaltlos nur aufgrund seines Aussehens geliebt.

Ob wir wollen oder nicht, auch unsere Gesellschaft tickt trotz aller Bildung und Aufklärung immer noch nach den gleichen angeborenen Mustern: Attraktive Menschen kommen nicht nur hinsichtlich der Paarung besser an, sondern sind auch erfolgreicher im Job, werden als schlauer, sympathischer, kreativer und generell erfolgreicher wahrgenommen.[383] Das hässliche Entlein hat es also auch in unserer Gesellschaft schwer. Stellvertretend dafür sei hier die Geschichte des hässlichen Zähnchens erzählt.

Es war einmal ein mittleres Frontzähnchen, das brach wunderschön in der rechten Oberkieferfront eines jungen Mädchens durch. Gut, anfangs war es etwas verdreht, aufgefächert und für den kleinen Kinderkopf zu groß, was die Fachleute beim Durchbruch der bleibenden Frontzähne im Oberkiefer als *Ugly Duckling*, also frei nach dem Märchen des dänischen Autors als »hässliches Entlein« bezeichnen.[384] Ursache dafür waren die Zahnkeime der Eckzähne, die im Laufe ihrer Zahnbildung auf die Wurzeln der mittleren Schneidezähne drücken. Dieser Fehlstand verwandelte sich nach geraumer Zeit in eine harmonisch angeordnete und ästhetische Zahnreihe, in der das Zähnchen das allerschönste von allen war. Es wurde Teil des strahlenden Lächelns eines mittlerweile sechzehnjährigen Mädchens, dem fast kein Wunsch abgeschlagen werden konnte.

Das Zähnchen war perfekt und zeigte sich gern bei jeder Gelegenheit. Obwohl seine Nachbarzähne fast ebenso schön waren, schaute es doch mit einer gewissen Arroganz auf seine Zahngeschwister herab. Es hielt sich von Anfang an für etwas Besseres. Und ja, das Zähnchen konnte sich wirklich sehen lassen. Als ob es eine Krone trüge, war seine Schneidekante von mehreren kleinen Höckern, den sogenannten Mamelons, durchzogen, die jugendliche Unversehrtheit verkörperten.[385]

Die Oberfläche des Zahns war nicht zu glatt und nicht zu rau, was zu einem wunderbaren, natürlichen Glanz führte und das Licht an den unterschiedlichen Wölbungen der Leisten und Flanken der Zahnoberfläche auf mannigfaltige Weise reflektierte.[386] Die Schneidekante des Frontzähnchens war bis auf eine leicht milchige Note fast durchsichtig. Sie zeigte also einen hohen Grad an Transluzenz, das heißt, jede Menge Licht konnte hindurchschimmern. Die anderen Zähne waren nur einen Tick opaker, sie ließen weniger Licht hindurch.[387] Mit dem bloßen Auge war dies nicht zu erkennen. Für das eingebildete Zähnchen war es aber ein entscheidendes Schönheitsattribut, wie es zum Leidwesen der anderen Beißerchen immer wieder betonte:

»Schaut, wie schön das Licht durch mich fallen kann! Ein lichtdurchfluteter Traum in Weiß, nicht wahr?«

Ein Teil der Lichtwellen wurde vom Zahnschmelz reflektiert, gebrochen und umgelenkt oder ganz absorbiert. Die Schmelzkristalle spielten förmlich mit dem Licht. In diesem einen Zähnchen schien das Licht besonders gern und facettenreich zu wirken. Im Bereich der Flanken schimmerte es bläulich und etwas mehr als bei den übrigen Zähnen, was zugegebenermaßen majestätisch wirkte.[388]

Aber warum sah das Zähnchen noch heller und weißer aus als die anderen Beißerchen im gleichen Mund? Das Geheimnis des Zähnchens: Es verfügte zufällig über eine ausgeprägtere Fluoreszenz als seine Geschwisterzähne.[389] Fluoreszenz kennt jeder aus einem Club mit Schwarzlicht. Unter dieser künstlichen Lichtquelle strahlen die sichtbaren Zahnreihen der Tanzenden grell-bläulich. Jener Leuchteffekt entsteht, wenn energiereiches, aber nicht sichtbares ultraviolettes Licht von einem Zahn aufgenommen wird und dort Moleküle anregt. Die Elektronen des Moleküls werden dabei auf ein höheres energetisches Niveau gehoben. Sie wollen die Energie jedoch wieder loswerden, was sie auch teilweise durch Bewegungen schaffen. Der Rest der überschüssigen Energie wird wieder in Form von energieärmerem, aber sichtbarem Licht abgegeben, genau das ist die Fluoreszenz.

Das Zähnchen ließ bei jeder Gelegenheit die Elektronen tanzen und begnügte sich dabei auch mit der ultravioletten Strahlung des Tageslichts. Im Vergleich zu Schwarzlicht hatte dies einen wesentlich geringeren Effekt, aber ließ es bei sonnigem Wetter aus der Tiefe des Zahninneren heraus eine Nuance heller und weißer als seine Geschwisterzähnchen wirken. Sie besaßen einfach nicht ganz so viele Moleküle, auf denen sich die Elektronen von dem ultravioletten Licht anregen lassen konnten.[390]

Da das Zähnchen darüber hinaus auch mit einer herausragenden Opaleszenz gesegnet war,[391] glitzerte und glänzte es nur so. Denn weißes Tageslicht lässt sich in seine Spektralfarben zerlegen. Das wissen wir alle von einem Regenbogen, der die verschiedenen Wellenlängen des Lichts in Gestalt seiner Farbanteile auffächert. Die Sonnenstrahlen werden unterschiedlich an den Regentropfen gebrochen und geben so nebeneinander ihre Farbwirkung preis.

Das Zähnchen hatte zwar keinen Regenbogen zu bieten, aber je nachdem, wie das Licht auf es einfiel, war ein facettenreiches Schimmern in verschiedenen Farben zu sehen. Grund dafür waren hier keine Regentropfen, sondern die winzigen kristallinen Strukturen in seinem Inneren, die zu einer unterschiedlich starken Brechung der einfallenden Lichtwellen führten. Beim Drehen und Wenden des Kopfes reflektierten diese kristallinen Strukturen je nach Lichtquelle die unterschiedlichsten Farbanteile des Lichts – von kurzwellig fein bläulich bis hin zu langwellig und orange-braun.[392]

»Schaut mal, wie lebendig ich in den verschiedensten Farbvarianten schimmere! Wie ein richtiger Edelstein«, quietschte das Zähnchen ganz fidel, während die anderen Zähne immer genervter wurden.

»Ja, ja, ja! Ist gut, wir haben verstanden. Du bist eben was ganz Besonderes!«, brummelte das kleine Schneidezähnchen des linken Oberkiefers ihm frustriert hinterher, ohne dass es von irgendjemandem außer sich selbst wirklich gehört wurde.

In der linken oberen Ecke trug das eingebildete Zähnchen als exklusives Schönheitsmal eine winzig kleine Fluorose, also einen weißen Fleck. Kein anderer Frontzahn hatte das zu bieten. Anscheinend schien nur das eine Zähnchen einen Schuss zu viel Fluorid in der Zahnentwicklung und Mineralisation des Zahnschmelzes abbekommen zu haben.[393] Das machte das Zähnchen zu etwas Einzigartigem.

Der eigentliche Ursprung der strahlenden Farbe des Zähnchens befand sich aber nicht im Schmelz, sondern im Dentinkern darunter, dem Zahnbein. Auch der Dentinkern zeigte zur Schneidekante hin eine Höckerstruktur wie der Schmelzbereich der Zahnkrone, die ebenfalls als Mamelons bezeichnet wird.

Jede Zahnfarbe lässt sich aus drei Komponenten zusammenstellen: der Helligkeit, der Farbintensität (Chroma) und dem Farbton.[394] Der belgische Zahntechnikermeister Luc Rutten erklärt dies auf simple Weise: »Die Helligkeit ist die Menge an Weiß in einer Farbe. Die Helligkeit hat aber nichts mit der eigentlichen Farbe zu tun. Es ist wie mit einem Glas Milch mit Schokolade, in das ich noch mehr Milch schütte. Die Farbe bleibt braun.«[395]

Auch für die Farbintensität hat er eine lebensnahe Erklärung: »Wenn wir ein Glas Rotwein mit Wasser mischen, ist es die Sättigung mit Farbpartikeln, die über das Chroma entscheidet. Das hat auch nichts zu tun mit der eigentlichen Farbe. Die Farbe bleibt rot, egal wie viel Wasser ich nachkippe!«[396] Gieße man mehr Wasser in den Rotwein, verringere sich die Farbintensität. Die dritte Komponente im Bunde sei dann der Farbton, der entweder mehr gelblich oder mehr rötlich ausfallen könne.[397] Fertig ist die Zahnfarbe, die sich anhand von Helligkeit, Farbintensität und Farbton mathematisch exakt definieren lässt.

Der Dentinkern unseres Zähnchens schien von einem ganz besonderen Meister gemischt worden zu sein, so ausgewogen und harmonisch waren die drei Farbkomponenten miteinander kombiniert worden.

»Schaut nur, meine Helligkeit! Ist es nicht erstaunlich, wieviel Weiß ich in mir trage? Und dieser ausgewogene Hauch von Rot dazu, wie majestätisch!«, prahlte das eingebildete Zähnchen zum wiederholten Male in einer seiner spontanen Kundgebungen im Mundraum.

»Ja, ja, ja! Du bist wirklich etwas ganz Besonderes«, leierten die übrigen Zähne frustriert im Chor. Doch der linke obere Schneidezahn hielt es nicht länger aus, ihm platzte der Kragen und er polterte los: »Du arrogantes Stück Schmelz, was glaubst du, wer du bist?! Während wir anderen uns tagtäglich um das Abbeißen, Kauen und Sprechen gekümmert haben, hast du dich nur beim Lächeln in Szene gesetzt. Du hast uns für dich schuften lassen! Mit welchem Recht? Von nun an bist du auf dich allein gestellt!«

Das Zähnchen, das sich bewundert gewähnt hatte, blickte ungläubig drein, was den tobenden linken Schneidezahn erst recht entzürnte: »Möge Säure Dein glitzerndes Antlitz zerfressen, mögen Kaukräfte deinen Schmelz abschmirgeln und splittern lassen! Dort, wo heute edle Farbeffekte schimmern, soll dein Schmelz schon bald von Rissen durchzogen sein!«

Kaum war der wütende Schneidezahn verstummt, öffnete sich der Mund und ein stark säurehaltiger und gezuckerter Energy Drink knallte mit voller Wucht gegen den makellosen Schmelz des Zähnchens, sodass sich winzig kleine Teilchen daraus lösten und es auf einmal ganz matt wirkte.

»Pfui Teufel, was war denn das?! Mein Glanz, mein wunderbarer Glanz ist dahin!«, reagierte das Zähnchen entsetzt auf die Säureattacke. Der Fluch, den der Schneidezahn ausgesprochen hatte, schien wahr zu werden.

Schwierige Prüfungen standen für die Besitzerin des Zähnchens an. Während des Lernens begann sie an ihrem Kugelschreiber zu kauen. Sie setzte den Stift dabei jedes Mal am bislang so makellosen Frontzähnchen an und biss zu. Täglich machte sie das mehrere Stunden lang und das Beißen auf den Stift wurde immer stärker, während der Schulstoff im Kopf des Teenagers hin und her schwirrte.[398]

Die Kraft, die der Stift wieder und wieder auf das Zähnchen übertrug, veränderte nach und nach dessen Position, wie eine kieferorthopädische Apparatur. Auch wenn das Zähnchen versuchte, sich mit all seiner Kraft dagegenzustemmen, verließ es schließlich ungewollt die Zahnreihe, wurde immer mehr nach außen gedrückt, bis es, weit und breit alleine, in vorderster Front stand.[399]

Wenn abgebissen wurde, war das zuvor geschonte Zähnchen jetzt stets an erster Stelle. Egal, wie hart die Nahrung auch war, der Kauapparat drückte es schonungslos nach vorn, während die anderen Zähne im Oberkiefer noch auf ihren Einsatz warteten. Die Mamelonkrone der selbsternannten Prinzessin des Mundraums war so bald dahin, abgewetzt von der vielen Arbeit, sie war der sogenannten Abrasion zum Opfer gefallen.[400] Scharfkantig und gerade zeigte sich jetzt die Schneidekante des Zähnchens.

Und das Mädchen hörte nicht auf mit den Energy Drinks. Die sauren und stark gezuckerten Getränke schwappten immer wieder zuerst an das nach vorn gekippte Zähnchen. Eine wachsende Menge Calciumphosphat wurde aus dem Zahnschmelz herausgelöst.[401]

»Ich halte das nicht mehr aus! Die Säure zerstört mein makelloses Antlitz. Helft mir, so helft mir doch!«, flehte das Zähnchen vergeblich.

Als ob das nicht schon genug der Bestrafung gewesen wäre, hatte das Mädchen die Angewohnheit entwickelt, auch noch während des Lernens den Unterkiefer nach vorn zu schieben, um wild auf dem alleinstehenden Zähnchen herumzuknirschen. Zwischendurch kaute es außerdem weiterhin an Stiften. Eine unheilvolle Kombination: Erst löste Säure den Schmelz, dann wurde es durch unaufhörliche Kaukräfte abgewetzt, was den Verfall des

Zähnchens rapide beschleunigte.[402] Durch die nach vorn gekippte Position des Zähnchens schrubbte jetzt auch noch die Zahnbürste exzessiv über dessen Vorderseite, während die Geschwisterzähne ganz normal gereinigt wurden. Die Schleifkörper in der aufhellenden Zahnpasta und die Borsten der mittelharten Zahnbürste, welche das Mädchen benutzte, höhlten den Zahn wie der stete Tropfen den Stein. Putzdefekte machten sich durch die ungewollte Sonderbehandlung schnell bemerkbar. Im Zahnhalsbereich war nach einiger Zeit die schützende Schmelzschicht komplett verloren gegangen. Matt und braun glotzte das Zahnbein hier aus dem Zahninneren hervor.[403] Das Mädchen dachte, es handele sich um Verfärbungen, und putzte seitdem noch mehr an der geschädigten Stelle herum.

Zu allem Überfluss begann das Mädchen auch noch zu rauchen. Die Zigarette passte wunderbar zwischen das hervorgekippte Zähnchen und die Gegenzähne im Unterkiefer. Bald war das Zähnchen ganz in Teer gehüllt.[404] Was für ein Pech!

In kürzester Zeit war die Schönheit also dahin und das Zähnchen wurde zum mahnenden Schandfleck des Mundraums: Die Abrasion hatte es stark eingekürzt, Brüche und Risse erzählten die Geschichte einer starken Belastung. Die Säure-Erosion hatte zusammen mit der Zahnbürste den Schmelz an vielen Stellen entfernt, Teerbelag und viele andere Verfärbungen gaben sich auf und in der Zahnhartsubstanz ein grauenhaftes Stelldichein.

»Schau, wie du jetzt aussiehst, du hässliches Zähnchen! Gut, wir anderen sind auch älter geworden, aber du bist wirklich das Hässlichste weit und breit in diesem Mund«, höhnte schließlich der Schneidezahn, der das eitle Zähnchen in seinem Groll verflucht hatte.

Da bereute das Zähnchen sein Verhalten aufrichtig und ihm wurde klar, dass es nicht besser war als seine Geschwisterzähnchen, sondern nur Glück gehabt hatte mit seinem äußeren Erscheinungsbild. »Es tut mir leid, mein lieber Schneidezahn. Könnte ich doch nur alles ungeschehen machen, so würde ich es tun und mit allen anderen Zähnen in Harmonie zusammenleben!«

Kaum hatte das hässliche Zähnchen seine Entschuldigung ausgesprochen, öffnete sich der Mund des Mädchens und ein grelles Licht durchflutete den Mundraum.

»Dann wollen wir mal«, ertönte eine beruhigende Frauenstimme. Eine vermummte Gestalt näherte sich mit zwei Spiegeln. Das Zähnchen schämte sich nicht schlecht, in all seiner Hässlichkeit so begutachtet, bewertet und sogar mit Röntgenstrahlen durchleuchtet zu werden. Privatsphäre war hier Fehlanzeige.

»Ich denke, das können wir wieder ganz gut hinbekommen«, resümierte die Zahnärztin, nachdem sie alle gesammelten Informationen auf sich hatte wirken lassen. Sie erklärte die unterschiedlichen Behandlungsmöglichkeiten und nach der Beratung entschied sich das Mädchen für eine möglichst schonende und absolut ästhetische Versorgung. Kosten spielten dabei keine Rolle. Diese lief dann ungefähr so ab: Erst mal wurde sauber gemacht und die oberflächlichen Verfärbungen mit einer professionellen Zahnreinigung entfernt.[405] Das hässliche Zähnchen genoss die Massage mit der Polierbürste und die nach Mango duftende Polierpaste auf seinem Körper und fühlte sich gleich viel wohler.

Die Anweisung der Zahnärztin lautete, das Mädchen möge aufhören, an Stiften zu kauen und Energy Drinks in sich hineinzuschütten. Sie empfahl dem Teenager, eine sanftere Zahnpasta ohne aufhellende Wirkung zu verwenden.[406] Die Ärztin zeigte ihrer Patientin außerdem, wie sie möglichst schonend und effektiv die Zähne putzt: nicht horizontal an der Zahnreihe entlang, sondern mit einem kleinen Bürstenkopf vom Zahnfleisch zum Zahn wischend. Gerade das hervorstehende hässliche Zähnchen könnte so von einer unverhältnismäßigen Bürstenattacke verschont bleiben.[407]

Der Oberkiefer wurde anschließend gescannt. Lichtstreifen huschten flackernd über die gesamten Zahnreihen. Dem hässlichen Zähnchen gefiel das Blitzlichtgewitter wie auf einem roten Teppich. Jetzt würde alles besser werden, dachte es voller Vorfreude. Anhand des Scans konnte ein virtuelles Modell berechnet werden. Auf dem PC-Monitor wurde das digitalisierte Zähnchen wie von Zauberhand in mehreren Etappen in die richtige Position verschoben, bis es wieder an der korrekten Stelle stand und der Zahnbogen harmonisch ausgeformt war. Das konnte das hässliche Zähnchen aus dem halboffenen Mund heraus beobachten.[408]

Für jeden Zwischenschritt bis zum ästhetischen Endergebnis wurden durchsichtige Schienen aus Kunststoff gedruckt, die das hässliche Zähnchen allmählich in die gewünschte Position drücken sollten. Es konnte förmlich spüren, wie der Kunststoff Schicht für Schicht aufgetragen und ausgehärtet wurde.[409] Nachdem es von jeder neuen Schiene kräftig umarmt worden war, wanderte das hässliche Zähnchen schließlich dorthin, woher es gekommen war. Das Verstoßene fand wieder zurück in den Zahnbogen, wurde wieder aufgenommen in die Gemeinschaft seiner Geschwisterzähne.[410]

»Na, da bist du ja wieder«, begrüßte der rechte, obere Eckzahn das hässliche Zähnchen, »ich hoffe, das war dir eine Lehre!«

»Nie wieder werde ich mich als etwas Besseres fühlen und von nun an artig den täglichen Dienst zusammen mit meinen Brüdern und Schwestern tun«, beteuerte es daraufhin aufrichtig.

»Man darf gespannt sein«, grummelte der kleine rechte Schneidezahn, der die Rückkehr des ungeliebten Zahns noch immer mit Argwohn betrachtete.

Zeit zum Ausruhen gab es für das hässliche Zähnchen nicht lange. Es ging wieder zur Zahnärztin. Nach abgeschlossener kieferorthopädischer Behandlung wurden die Frontzähne erneut mit Polierbürste und fluoridfreier Polierpaste gereinigt. Da Fluorid remineralisierend wirkt und die Schmelzbarriere stärkt, war eine fluoridhaltige Paste eben nicht das, was man für das unmittelbar bevorstehende Bleaching brauchen konnte. Denn das Bleaching-Gel sollte möglichst ungestört in die Tiefe des Zahns einwirken können.[411]

Die Bereiche, an denen der schützende Zahnschmelz des hässlichen Zähnchens fehlte, wurden provisorisch mit Kunststoffkeramikfüllungen abgedeckt, um keine Sensibilitätsstörungen auf Warm und Kalt beziehungsweise Schmerzen hervorzurufen.[412] Anschließend wurde das Bleichmittel Carbamidperoxid aufgetragen, das aktiven Sauerstoff an allen Frontzähnen freisetzte.[413] Das hässliche Zähnchen konnte förmlich spüren, wie die Farbverbindungen in seinem Inneren gespalten und so in farblose Moleküle umgewandelt wurden. Es wurde von einem ordentlichen Kribbeln und stellenweise einem leichten Ziehen durchzogen,[414] was schaurig-schöne Glücksgefühle im hässlichen Zähnchen auslöste.

Nun war das Zähnchen an seinem angestammten Platz, war sauber und hatte eine hellere Zahnfarbe. Allerdings war das Mädchen immer noch nicht zufrieden mit seinem Lächeln. Eines Morgens wurde das hässliche Zähnchen unsanft von einem grellen Licht geweckt, als sich schon eine spitze Nadel näherte und direkt unter ihm in die Umschlagfalte stach, also da wo die bewegliche Schleimhaut beginnt. Der Stempel der zugehörigen Spritze wurde gedrückt und unter der Schleimhaut bildete sich sukzessive ein blasiges Depot mit Betäubungsmittel, das die Reizweiterleitung an den umliegenden Nervenzellen blockieren sollte. Erst fühlte das hässliche Zähnchen nur ein Kribbeln in seinem Wurzelbereich. Wurde es nun etwa gezogen und durch ein Implantat ersetzt? Das kribbelnde Gefühl breitete sich schnell aus, wurde kontinuierlich stärker, bis die gesamte Zahnkrone in Taubheit erstarrte und das Zähnchen eine starke Ohnmacht erfasste.[415] War das das Ende des hässlichen Zähnchens? Sollte sich der Fluch des Schneidezahns doch noch erfüllen? Hatte es sich womöglich in falscher Sicherheit gewiegt?

Was folgte, war jedoch keine Zange, sondern ein fein gekörnter torpedoförmiger Diamant. Der fing unmittelbar vor dem hässlichen Zähnchen an, mit 47.367 Umdrehungen zu surren, um schließlich sanft in den Schmelz einzutauchen. An der Vorderfläche des hässlichen Zähnchens streichelte der Torpedo entlang, erschuf dabei mit seinem spitz zulaufenden Kopf eine klare, auslaufende Kante auf der Höhe des Zahnfleischs. Die zerfranste und gesplitterte Schneidekante wurde schräg nach innen abfallend begradigt. Alle Ecken und Kanten der Präparation wurden sorgfältig mit einer Polierscheibe entfernt. Die anderen Zähne konnten es gar nicht mitansehen, wie das Zähnchen malträtiert wurde: In aller Ruhe wurde ihm kostbarer Schmelz geraubt. Für die Zähne des Mundraums ein unerträgliches Verbrechen: »Nicht einmal meinem größten Feind wünsche ich, dass er auf diese Art und Weise misshandelt und verstümmelt wird«, stellte sogar der kleine rechte Schneidezahn mit weinerlicher Stimme fest.

»So lasst doch endlich ab vom Zähnchen!«, verlangte jetzt der sonst so schweigsame kleine rechte Schneidezahn im Oberkiefer. »Wenn jemand unter diesem Zahn gelitten hat, dann ich. Aber die Bestrafung ist mehr als ausreichend, das muss nun ein Ende haben!«

Und als ob der direkte Nachbarzahn erhört worden war, stoppte der Bohrer und ein buschiger, getränkter Faden wurde zwischen das Zahnfleisch und das hässliche Zähnchen eingelegt, sodass die Grenze zwischen beschliffenem und unversehrtem Zahn deutlich hervortrat. Diese ringsherum um den Zahn laufende Linie wird als Präparationsgrenze bezeichnet und zeigt den Zahntechnikern später auf dem Modell, wie weit der Rand des Zahnersatzes gehen muss. Wieder näherte sich eine Spritze, die jedoch viel größer zu sein schien als die zuvor. Sie sah schon fast aus wie eine Pistole. Sollte das hässliche Zähnchen am Ende erschossen werden?

Die Zahngeschwister im Mund schauderten angesichts dessen, was sich da gleich abspielen würde. Eines war aber seltsam. An der Spitze der riesigen Spritze fand sich keine Nadel, sondern nur ein dünner Plastikaufsatz. In dieser sogenannten Anmischdüse wurden eine gelbe und eine weiße Paste zusammengemischt und unaufhörlich in Richtung eines gebogenen und spitz zulaufenden Endes gepresst. Der Faden wurde urplötzlich mit einer Pinzette entfernt. Im selben Moment begann die Spitze, die gelbe Paste erst um und dann auf das hässliche Zähnchen zu spucken. Von Kopf bis Fuß war es schließlich mit der gelben Masse besudelt und sah aus wie ein unwürdiges Mahnmal. Der Schrecken war groß, als die Pistole auch noch die Kauflächen der restlichen Oberkieferzähne mit dem Zeug bedeckte.

»Was haben wir nur getan, um so gestraft zu werden?«, schrie der linke kleine Schneidezahn im Oberkiefer, während ihm eine ordentliche Salve der gelben Soße über die Schneidekante schwappte. Sein Nachbar ließ die Prozedur stillschweigend über sich ergehen, bis die Pistole endlich fertig war und verschwand. Stattdessen erschien auf einmal ein löffelförmiges Gebilde mit einer blauen Masse, kam dem Mundraum und der oberen Zahnreihe immer näher, schwenkte über den linken Mundwinkel in den Mund, setzte im hinteren Bereich an, um für einen kurzen Moment bedrohlich über den Zähnen des Oberkiefers innezuhalten.

»Ist das die Sühne für unser unwürdiges Verhalten?«, fragten sich die Zähne noch, dann klappte der Löffel mit der blauen Masse blitzartig nach vorn, überzog alle Zähne und da war nur noch Dunkelheit.

Still war es im Mund, alle Zähne des Oberkiefers begraben unter den anfänglich weichen gelben und blauen Massen, die langsam aushärteten. Es schien so, als sollten sie auf ewig von der Außenwelt abgeschnitten werden, einzementiert in diesen Abformlöffel.

Nach ungefähr fünf Minuten aber begann es auf einmal heftig am Löffel zu ruckeln. An den hinteren Seiten wurde mit den Fingern gehebelt. Mit einem Puster wurde Luft zwischen Abformlöffel und Zahnreihe geblasen. Der Druck auf die Zähne wurde immer größer. Viele hatten Angst, mit der Abformung aus ihrem Knochenfach gerissen zu werden, wurden hin- und her gequetscht. Plötzlich löste sich die Abformung und wurde samt Löffel wieder am Mundwinkel entlang aus dem Mund geschwenkt.

»Wir haben überlebt!«, atmete der rechte kleine Schneidezahn, noch immer sichtlich benommen, auf, als eine spitze Sonde auf ihn zusteuerte, um Reste der Abformmasse zwischen den Zähnen zu entfernen. Diese wurden anschließend von einem kleinen Sauger gezielt beseitigt.

Als das hässliche Zähnchen wieder zu sich kam, sah es verschwommen eine winzige Spritze mit blauem Inhalt auf sich zukommen. Diese spuckte einen Tropfen auf den Bauch des hässlichen Zähnchens, wo es sofort zu kribbeln, zu jucken und schließlich zu brennen begann. Es konnte spüren, wie diese Säure an den Schmelzkristallen seines Zahnschmelzes fraß.[416] Und während es angsterfüllt auf den Säurefleck starrte, traf ihn auf einmal der knallharte Strahl eines Wasserwerfers. Es wurde förmlich geohrfeigt, so druckvoll prallte das Wasser auf seine Zahnoberfläche. Kurz darauf transformierte sich der kräftige Strahl in einen bissigen Sprühregen, der auf das hässliche Zähnchen einprasselte.

Auf den Sprühregen folgte ein kräftiger Orkan. Der blies dem armen Zähnchen jetzt so gewaltig um die Ohren, bis es mehr als trocken, also buchstäblich ausgetrocknet war. Klar erkennbar war jetzt der Schaden, den die blaue Säure angerichtet hatte: Eine weißlich-milchige Ätzwunde zeigte sich auf seinem Bauch, ganz rau und so rund wie der Säuretropfen, der sie verursacht hatte.

Fast wäre ihm entgangen, dass sich ein Puschel mit adhäsivem Kleber auf die Wunde zubewegte. Sanft und beinahe liebevoll massierte dieser die aufgeraute Stelle, wobei der dünnflüssige Kleber in den Bereich der herausgelösten Schmelzkristalle einfloss und wie mit vielen kleinen Fingern in die unterhöhlten Areale hineingriff. Gerade als das hässliche Zähnchen begann, diese unerwartete Zuneigung zu genießen, zog der Puschel ab und es näherte sich eine Lampe mit blauem Licht. Sofort erstarrte der Kleber und wurde hart. Aber das war noch nicht alles: Eine kleine Spritze bedeckte die Vorderseite des hässlichen Zähnchens vollständig mit einer zahnfarbenen Masse. Wieder kam die Lampe und es konnte förmlich spüren, wie das Material beim Aushärten durch das blaue Licht schrumpfte und das Zähnchen umklammerte.[417] Besonders innig war die Verbindung da, wo zuvor der Kleber mit dem Puschel aufgetragen worden war. Dann war Ruhe.

Zwar war das hässliche Zähnchen einfarbig, matt, noch immer zu kurz und etwas unförmig, aber es fühlte sich durch diese neue künstliche Barriere immerhin geschützt. Es war nicht mehr den Blicken seiner Geschwisterzähnchen ausgesetzt und nahm sich vor, von nun an ein zurückgezogenes Leben zu führen. So, wie es sich für einen verstümmelten Zahn gehörte.

Was das hässliche Zähnchen nicht wusste, war, dass zur gleichen Zeit eine Zahntechnikerin mit Hilfe der Abformung ein Modell herstellte. Sie hatte die Zahnfarbe anhand der gesunden Geschwisterzähne exakt bestimmt, hatte sich ihre Effekte im Schmelz genau eingeprägt und auf einer Skizze festgehalten. Außerdem half ihr eine digitale Fotografie mit Farbmustern, die passende Farbwahl zu treffen. All das hatte das hässliche Zähnchen in seiner Narkose verschlafen.

Die mit einer Modellierflüssigkeit angemischten Keramikmassen trug die Zahntechnikerin mit einem zarten Pinselchen Schicht für Schicht auf das Modellzähnchen auf, da wo zuvor Zahnhartsubstanz vom diamantierten Bohrer geraubt worden war. Transluzenz, Fluoreszenz und Opaleszenz ließ sie mit den verschiedenen keramischen Massen nach dem biologischen Vorbild entstehen, um ein perfektes Abbild der Natur zu erreichen. Farbeffekte setzte sie künstlerisch in Szene, rekonstruierte mit dem kleinen Pinselchen die Form und die Länge des ursprünglichen Zahns.

Sie brauchte jede Menge Vorstellungskraft beim Auftrag der Massen, musste ihre gesamte Erfahrung einbringen, um die Schichtstärken und Massen naturgetreu zusammenwirken zu lassen. Denn beim Auftragen sind die Keramikmassen nur matt eingefärbt, zur groben Orientierung der Zahntechnikerin, ohne irgendein Lichtspiel aufzuweisen. Erst nach dem Brand zeigt die Schichtung ihr wahres Gesicht. Im Brennofen verschmelzen die facettenreichen Keramikmassen miteinander zu einer Glas- und Kristallphase. Deswegen schrumpft die Modellation während des Brennvorgangs zusammen. Die Einfärbungen, die bei der Schichtung lediglich zur Orientierung dienten, werden ausgebrannt. Auch im Falle des hässlichen Zähnchens musste die Zahntechnikerin daher etwas größer modellieren, um dem Schrumpfen entgegenzuwirken.

Nach dem Abkühlen war es Zeit für das große Finale. Wieder wurden keramische Schmelzmassen mit dem kleinen Pinsel aufgetragen, bis die endgültige Form des Veneers entstanden war und der abschließende Brand durchgeführt werden konnte. Freudig sah die Zahntechnikerin dabei zu, wie die Restauration in den Ofen fuhr. Beim Abkühlen wurde diese wieder schrittweise herausgeholt. Der erste Eindruck der Zahntechnikerin war gut.

Nachdem das Veneer vollständig abgekühlt war, ging es an die Ausarbeitung. Mit feinsten Diamantbohrern und jeder Menge Vorsicht glättete die Zahntechnikerin die Oberfläche der hauchdünnen Restauration und nahm letzte Formkorrekturen vor. Mit einem Gummipolierer brachte sie das Veneer stellenweise auf Hochglanz. Das abschließende Glanzlevel, das zu den Geschwisterzähnen im Mund passte, erreichte sie mit einer rotierenden Bürste und Polierpaste.

Das hässliche Zähnchen, das nichts von seinem Glück ahnte, wurde eines Tages ruppig in seiner Ruhe gestört und die Fassade, hinter der es sich so gern verborgen hatte, einfach heruntergerissen. Scheu blinzelte es hervor und erkannte die Ärztin, die sich anscheinend wieder an ihm zu schaffen machte.

Eine scharfe Klinge glitt über seinen Bauch, genau da, wo sich noch Reste des Klebers befanden. Sein letzter Schutz vor der Außenwelt war damit dahin. Verbliebene Rückstände fielen erneut dem feinen Diamantbohrer zum Opfer. Das hässliche Zähnchen fühlte sich nackt und entblößt. Eine Bürste schrubbte mit jeder Menge Wasser die bearbeitete Oberfläche akkurat sauber. Wie ein begossener Pudel stand das verstümmelte, hässliche Zähnchen da, als sich das fertige Veneer vorsichtig näherte und mit Hilfe eines schleimigen Gels einen passgenauen Sitz auf dessen geschändeter Oberfläche fand. Gerade, als es dachte, »das ist ja wie für mich geschaffen!«, wurde das Veneer wieder vorsichtig entfernt.

»Das war also der teuflische Plan! Sie zeigen mir, wie gut ich aussehen könnte, um es mir gleich darauf wieder zu entreißen«, war das hässliche Zähnchen traurig, während erneut eine Spritze die gesamte Oberfläche von oben bis unten mit dem ätzenden Gel bedeckte. Es begann sofort überall zu kribbeln und schließlich zu brennen. Das Zähnchen konnte förmlich spüren, wie sich diesmal auf seiner gesamten Außenfläche Schmelzanteile lösten, die gesamte Fläche verätzt und aufgeraut wurde. Es dauerte nicht lange, da hieß es wieder »Wasser marsch« und ein kräftiger Strahl peitschte auf seinen Körper ein, wurde zum druckvollen Sprühnebel, um abschließend wieder zu einem trocknenden Luftstrom zu werden.

Während das hässliche Zähnchen in Selbstmitleid versank, näherte sich abermals ein Puschel mit adhäsivem Kleber und kleisterte es von oben bis unten an der geschändeten Fläche zu. Mit feiner Luft wurde der Kleber nun hauchdünn verblasen und anschließend wieder mit der blauen Lichtlampe ausgehärtet.

Das keramische Veneer wurde an seiner Innenfläche schon fein säuberlich mit einem zahnfarbenen Zement bestrichen, um dann präzise seinen vorherbestimmten Platz auf dem hässlichen Zähnchen zu finden. Zementüberschüsse schwappten beim Andrücken über die Ränder der keramischen Restauration, wurden kurz von der blauen Lampe angehärtet, um anschließend noch im weichen Zustand elegant abgeschält zu werden. Es folgte die Endhärtung mit dem blauen Licht.

Als das Mädchen seine Zähne in einem Handspiegel betrachtet, erkannte das hässliche Zähnchen, dass es nicht mehr das schönste Zähnchen im Mundraum, aber auch nicht mehr das hässliche Zähnchen war. Es war jetzt genau so schön wie seine Geschwisterzähne und reihte sich harmonisch in die Zahnreihe ein. Auch wenn die Prozedur ein unerwarteter Schock für das Zähnchen gewesen war, hatte sich das Mädchen über eine schonende Behandlung freuen können. Nur minimal war der Zahnschmelz beschliffen worden, um dem Zähnchen ein neues, ästhetisches Antlitz zu geben. Es war wieder zu einem ansehnlichen Mitglied seiner Zahnfamilie geworden. Und da das Veneer lange hielt, geriet das hässliche Zähnchen bald in Vergessenheit und das Mädchen lächelt noch heute.

Das ultimative Lächeln!

Rezept für ein schönes Zahnarrangement

Die alles entscheidende Frage, die das Märchen vom hässlichen Zähnchen aufwirft, ist, warum ein Lächeln ästhetisch wirkt und warum nicht? Und was ist Ästhetik überhaupt?

Ästhetik ist eigentlich die Lehre all dessen, was auf unsere Sinne einwirkt. In seiner altgriechischen Urbedeutung steckt die »Wahrnehmung« (*aisthētós* = wahrnehmbar, *aisthētikós* = der Wahrnehmung fähig). Ästhetik umfasst nach dieser Definition also Schönheit und Hässlichkeit gleichermaßen. Erst Mitte des 18. Jahrhunderts prägte der Philosoph A. G. Baumgarten den Begriff »Ästhetik« als die »Lehre von den angewandten Gesetzen der Schönheit«.

Auch in unserem heutigen Sprachgebrauch wird Ästhetik mit Schönheit gleichgesetzt und die liegt ja bekanntlich im Auge des Betrachters. Die subjektive Wahrnehmung entscheidet darüber, was wir als ästhetisch empfinden. Jeder Mensch hat deswegen seinen eigenen abweichenden Inbegriff der Vollkommenheit im Kopf, aber auch jede historische Epoche ist geprägt von spezifischen Schönheitsidealen. Während dem Betrachter im Barock eher pummelige Körper gefielen, sind das medial präsentierte Ideal heute eher hagere Gestalten, die manchmal sogar fast krankhaft wirken können.

Hinter einem Lächeln, das wir als schön empfinden, steht allerdings auch eine natürliche Ordnung, die grundlegend auf dem harmonierenden Zusammenspiel von Symmetrie und aufeinander abgestimmten Proportionen beruht.[418] Vereinfacht ausgedrückt: Egal, ob ein Gesicht also dick oder dünn ist, wenn der rechte mittlere Schneidezahn im Oberkiefer anders gedreht ist als der linke, empfinden wir das als störend. Oder trägt ein großer Kopf winzige Zähne, passt das einfach nicht ins Bild.

In der Zahnmedizin spricht man vom ästhetischen Regelwerk der Natur. Dieses Regelwerk zu entschlüsseln und bei der Versorgung von Patienten beziehungsweise rein kosmetischen Eingriffen anzuwenden, wird immer wichtiger. Die Suche nach Schönheit beschäftigt die Menschen mehr denn je. Wie sich Zähne und Mund zu einem Lächeln formen, hat dabei entscheidenden Einfluss darauf, ob wir jemanden als schön empfinden oder nicht.[419] Hier kann sich die Wissenschaft auf einige Grundregeln einigen. Denken wir an das Mädchen mit dem Veneer: Es gibt neben Symmetrie und Proportionalität weitere sachliche Erklärungen dafür, dass sein Lächeln noch heute als wunderschön empfunden wird.

Eine Schlüsselrolle kommt dabei den mittleren Schneidezähnen zu. Sie sind sozusagen die dominierenden Stars der ästhetischen Zone, wie die Frontzähne des Oberkiefers in ihrer Gesamtheit genannt werden. Nach der kieferorthopädischen Behandlung und der Veneerversorgung stehen beide senkrecht auf ihrer Bühne,[420] dem Mundraum, der von roten Lippen wie von samtenen Theatervorhängen umrahmt ist. Mit ihrer gerade ausgerichtete Körperhaltung sagen sie genau im Zentrum des Podiums selbstbewusst: »Hier sind wir, das ist unsere Show!« Die restlichen Zähne sind nützliche Komparsen, um uns noch schöner aussehen zu lassen. Stehen die beiden Showgrößen mehr als zwei Millimeter abweichend von der Mitte der Bühne, wird das als sehr störend empfunden.[421]

Wer so exponiert ist wie die mittleren oberen Schneidezähne, muss natürlich auf seine Linie achten. Ein weiterer wichtiger Aspekt für den Bühnenerfolg ist daher das Breiten-Längen-Verhältnis. Schauspieler, die genauso breit wie lang sind oder sehr lang und auch noch unglaublich schmal sind, kommen eher weniger beim Alltagspublikum an. Die Proportionen müssen also stimmen. Optimal ist im Oberkiefer ein Breiten-Längen-Verhältnis von 75 bis 85 Prozent. Im Falle unseres Mädchens lag dieses bei für eine Frau optimalen 75 Prozent. Das heißt kurz gesagt: Ihre mittleren Schneidezähne im Oberkiefer waren 25 Prozent länger als sie breit waren und damit optimal für eine Bühnenkarriere geeignet.[422]

Wollen Schneidezähne besonders schön wirken, müssen sie absolut präzise und symmetrisch im Zentrum der Bühne stehen.

Da sie die beiden Hauptdarsteller sind, stören Abweichungen bei ihnen noch mehr als bei den vielen Nebendarstellern und Komparsen. Sie sind der Dreh- und Angelpunkt des Bühnenbilds und der Inszenierung, weshalb sie immer wieder als Basis für ästhetische Korrekturen dienen. Alle anderen haben sich nach ihnen zu richten.[423]

Auch zu weit auseinander sollte das Traumpaar nicht gezerrt werden. Ein Lückenstand von bis zu 2 Millimetern wird bei mittleren Schneidezähnen von den Fans noch als erträglich empfunden.[424] Film und Fernsehen sollte das Duo also nur gemeinsam buchen. In Talkshows kann man sie direkt nebeneinander platzieren, immer gern mit seitlicher Berührung.

Die Augen geben übrigens mit ihren Pupillen einen wichtigen Anhaltspunkt dafür, wie die Schneidekanten der mittleren Schneidezähne im Oberkiefer ausgerichtet werden sollten. Hält man ein Lineal horizontal auf Höhe der beiden Pupillen, sollten die Schneidekanten der mittleren Schneidezähne parallel zum Lineal, also zu der in Fachkreisen als Bipupillarlinie bezeichneten Referenz, laufen. Dann erscheint deren Lage automatisch gerade und alle anderen Zähne des Zahnbogens im Oberkiefer können sich danach orientieren, um ebenfalls nicht schief zu wirken.[425]

Zweifellos nehmen die mittleren Schneidezähne im Oberkiefer am meisten Raum ein, wenn es um ein strahlendes Lächeln geht. Allerdings stellt sich jedem Regisseur, der hier auf der Suche nach der optimalen Filmsequenz ist, die Frage, wie breit sich die Nebendarsteller neben den Stars machen dürfen. Die Antwort finden wir in einem Gesetz, das schon seit der griechischen Antike Beachtung findet, immer wieder in der Natur zu finden ist und für das menschliche Auge besonders harmonisch wirkt: dem Goldenen Schnitt. Eine Strecke wird dabei so unterteilt, dass die kleinere Teilstrecke zur größeren Teilstrecke in dem Verhältnis steht, wie es die größere Teilstrecke zur Gesamtstrecke tut. Übertragen auf die Zähne bedeutet das, dass bei genau frontaler Aufsicht die Breite der seitlichen Schneidezähne im Oberkiefer 62 Prozent der Breite der mittleren Schneidezähne und die Eckzähne wiederum 62 Prozent der Breite der seitlichen Schneidezähne entspricht.[426]

Dass die mathematisch genau abgestimmten Proportionen nach dem Goldenen Schnitt aber nicht absolut entscheidend dafür sind, ob ein Lächeln als ästhetisch empfunden wird oder nicht, fanden Forschende aus Iran heraus.[427] Sie ließen Porträtfotografien von einer knallharten, fünfköpfigen Jury unter die Lupe nehmen, darunter zwei zahnmedizinische Fachleute, ein professioneller Porträtfotograf, ein Maler und der Fotografierte selbst. Sie bewerteten das Lächeln auf einer Skala, auf deren Grundlage die abgebildeten Probanden entweder der attraktiven oder der nichtattraktiven Gruppe zugeordnet wurden. Nach dieser Einteilung wurde untersucht, ob die lachenden Porträts den perfekten Proportionen entsprachen oder nicht. Das ernüchternde Ergebnis bei 432 Portraits: Nur 16,8 Prozent der Gruppe mit dem attraktiven Lächeln und 12,1 Prozent der Gruppe mit dem unattraktiven Lächeln entsprachen dem Goldenen Schnitt. Die Forschenden sehen ihn deswegen als nützliche Orientierungshilfe, aber nicht als entscheidendes Merkmal für ein ästhetisches Lächeln. Allein mathematische Gleichungen und Messwerkzeuge reichen anscheinend also nicht aus, damit Patienten am Ende mit einer Versorgung zufrieden sind.

Dass der Goldene Schnitt in der Zahnmedizin lediglich ein Anhaltspunkt bei ästhetischen Rekonstruktionen sein kann, zeigten auch unabhängig voneinander vorgenommene Untersuchungen an naturgesunden Gebissen in Saudi-Arabien, Malaysia, Indien und Iran. Der Goldene Schnitt konnte bei den untersuchten Probanden nur in seltenen Fällen festgestellt werden.[428] Auch an den Milchzähnen indischer Kinder konnten die perfekten Proportionen nicht nachgewiesen werden.[429] Bei all den Regeln muss der künstlerische Sinn für Ästhetik und das individuelle Schönheitsempfinden der Patienten demnach stets berücksichtigt werden.

Nicht nur durch ihre zentrale Lage drängen sich die beiden mittleren Schneidezähne des Oberkiefers automatisch ins Scheinwerferlicht. Sie sind auch länger und breiter, weshalb ihre Schneidekanten um gut einen Millimeter deutlicher hervorstechen als die der seitlichen kleinen Schneidezähne. Bei jedem Lachen treten sie so automatisch zuerst in Erscheinung. Alle anderen Zähne stehen in ihrem Schatten. Auf den treppenförmigen Schneidekantenverlauf folgen nach den kleinen Schneidezähnen die etwas höheren Spitzen der Eckzähne, die durch ihre andersartige Form immerhin noch etwas für Aufsehen sorgen. Der Zahnbogen der Frontzähne von Eckzahn zu Eckzahn verläuft dadurch ausgeprägt gewölbt und, im jugendlichen Gebiss, in absoluter Harmonie zur Unterlippe.[430] Die Eckzähne sollten dabei nicht mehr als 2 Grad nach innen geneigt sein. An der hinteren Ecke zeigen sich die Schneidekanten immer mehr abgerundet als zur gegenüberliegenden Ecke zur Mitte hin.[431]

Lächelte das Mädchen unseres Märchens, sah es fast so aus, als würden die Frontzähne mit ihren Schneidekanten und Spitzen auf der Unterlippe stehen, dabei wurden diese lediglich sanft touchiert. Läuft der Zahnbogen durch jahrelanges Daumenlutschen jedoch genau umgekehrt zur Unterlippe, sieht das schon recht seltsam aus. Ein gerade geschmirgelter Schneidekantenverlauf wirkt alt, abgenutzt und langweilig.

Absolut wichtige Protagonisten, die viele wahrscheinlich lediglich als die Kulisse unserer perlweißen Stars sehen, sind das Zahnfleisch und die Lippen. Dabei bietet die sogenannte rote Ästhetik den Zähnen erst die kontrastreiche Bühne, den Vorhang, der ein Lächeln aufblitzen lässt. Die Zähne können so schön stehen wie sie wollen, stimmt die rot-weiße Ästhetik nicht, werden sie nur Auftritte in B-Movies hinbekommen.

Der Eckzahn macht hier den mittleren Schneidezähnen des Oberkiefers die Hauptrolle streitig. Bisher wurde nur über die Schneidekanten und die Höckerspitzen geredet, das heißt darüber, wo die Zähne enden sollen. Genauso wichtig für ein ästhetisches Lächeln ist allerdings die Frage, wo die Zahnkronen auf dem Kieferkamm beginnen, wie sie also aus dem Zahnfleisch heraustreten.

Wenn sich die Oberlippe beim erfreuten Zähnezeigen des Mädchens nach oben wölbt und in diese sonst so verborgenen Areale des Oberkiefers Einblick gewährt, wird klar, dass der

Eckzahn auf gleicher Ebene oder sogar bis zu einem Millimeter früher das Zahnfleisch verlässt als die mittleren Schneidezähne. 0,5 Millimeter oberhalb der mittleren Schneidezähne sind wiederum die seitlichen Schneidezähne durchgebrochen.[432] Auch hier ist Symmetrie gefragt. Sind die gegenüberliegenden Frontzähne auf stark abweichenden Höhen durchgebrochen, wirkt das auf uns wie Kraut und Rüben.[433]

Volle Lippen sind heutzutage in, das ist unbestritten. Bläst man diese dank schönheitschirurgischer Hilfe allerdings zu sehr mit Hyaluronsäure oder Eigenfett auf, sehen so manche Promis eher aus, als hätten sie sich Traktorreifen implantieren lassen. Hier ist also das richtige Maß vonnöten und ein bisschen weniger manchmal mehr.[434] Durch die kieferorthopädische Verschiebung von Frontzähnen nach vorn können eingefallene Oberlippen ebenfalls wieder voluminöser wirken, ohne dass diesen schönheitschirurgisch auf den Leib gerückt werden muss.[435] Aber auch mit ästhetischen Rekonstruktionen in der Oberkieferfront kann man eine eingefallene Oberlippe durch Verlängerung der Frontzähne und größere Materialschichtstärken zur Lippe hin gezielt so unterstützen, dass diese voller erscheinen. Dieses Spiel hat jedoch Grenzen und darf nicht übertrieben werden.[436]

Bei einem filmreifen Lachen – wie bei unserem Mädchen – sollte auch nicht zu viel Zahnfleisch gezeigt werden. Bei einer extremen Enthüllung des Zahnfleischs vergleichen einige bösartige Zeitgenossen das Lachen der Person mit der eines allseits beliebten Huftiers. So ein Lachen wird in der Fachsprache als *Gummy Smile* bezeichnet, als »Zahnfleischlächeln«. Wird das Zahnfleisch mehr als 3 Millimeter gezeigt, empfinden wir das als unästhetisch.[437] Die Oberlippe sollte als Vorhang nicht zu viel von der Bühne preisgeben. Wer will schon die Technik der Theatermaschinerie sehen, wenn sie die perfekte Illusion des Bühnenbilds ruiniert.

In solchen *Gummy-Smile*-Fällen kann es helfen, die Muskulatur der Oberlippe etwas mit Botox lahmzulegen.[438] Der Vorhang geht dann nicht mehr so weit auf. In ganz extremen Fällen hilft nur die Chirurgie, bei der Zahnfleisch oder Zahnfleisch und Knochen entfernt werden.[439] Auch eine Kombination aus beidem ist möglich.

Noch schlimmer im ästhetischen Empfinden ist ein hohe Lachlinie der Oberlippe, wenn der Raum zwischen den Zähnen nicht mit Zahnfleisch ausgefüllt ist, sondern sich dort schwarze, ungefüllte Löcher auftun. Ein Frontzahn sollte bis zur Hälfte seiner maximalen Länge seitlich von Zahnfleisch umgeben sein. Das daraus resultierende dreiecksförmige Zahnfleischareal zwischen den Zähnen wird als Zahnfleischpapille bezeichnet. Die Papille sollte sich überall lückenlos an die Zähne anschmiegen und an deren Spitze sofort in den Kontakt zweier benachbarter Zähne übergehen, sodass keine schwarz wirkenden Dreiecke das Lächeln beeinträchtigen. Bei kieferorthopädischen Behandlungen oder der ästhetischen Versorgung der Oberkieferfrontzähne sollte auf eine Schließung der schwarzen Dreiecke unbedingt geachtet werden.[440] Da sich das Zahnfleisch girlandenförmig um die Zahnkronen herumschlängelt, zeigt ein schönes und gesundes Lächeln auch eine harmonisch verlaufende Zahnfleischgirlande – Partystimmung!

Eine Theaterbühne sollte für die Zähne weder zu klein, noch zu groß sein. Kleine Zähne auf einer zu großen Bühne wirken verloren. Eine zu kleine Bühne mit zu großen Zähnen sieht hingegen überfüllt und vollgestopft aus. Ein gesundes Mittelmaß ist hier demnach genau richtig. Bei ästhetischen Rekonstruktionen sieht man sich daher auch den sogenannten bukkalen Korridor, also den freien Platz zwischen Backe und oberer Zahnreihe, an. Die Mundwinkel sollten beim Lachen einen gebührenden Abstand zur Zahnreihe einhalten, nicht zu viel und nicht zu wenig.[441] Maximal 20 Prozent sollte der bukkale Korridor in einem ästhetischen Lächeln einnehmen, wobei maximal nur 12 Zähne im Oberkiefer sichtbar sind.[442]

Bei all den Regeln der Ästhetik darf keinesfalls vergessen werden, dass jeder Mensch ein anderes Verständnis davon hat, was ein schönes Lächeln ausmacht.[443] Der eine will seine Zahnlücke nicht missen, weil sie zu seiner Persönlichkeit gehört, der andere präsentiert eine Zahnlücke gar als erotisches Schönheitsmerkmal, wieder ein anderer will sie so schnell wie möglich loswerden, koste es, was es wolle. So unterschiedlich kann ein und dasselbe Phänomen wahrgenommen werden.

Der starke Lückenstand beziehungsweise eine massive Zahnfehlstellung wurde schon zum gefeierten Markenzeichen einiger Celebrities. Daneben etabliert sich allerdings zunehmend das genormte Lächeln der amerikanischen Traumfabrik in unserer Gesellschaft. Hauptsache kloschüsselweiß und absolut gerade wie ein Gartenzaun lautet hier die unnatürliche, aber anscheinend in Mode gekommene Devise für diesen Trend. Doch angesehene amerikanische Zahnärzte, die ihre ästhetischen Korrekturen in Europa präsentieren, ernten nicht selten ein Naserümpfen. Denn das europäische Schönheitsideal ist das eines natürlichen Lächelns. Ziel sollte daher sein, dass nicht unbedingt jeder gleich bemerkt, dass da jemand nachgeholfen hat.

Dass unterschiedliche Kulturräume ein Lächeln unterschiedlich einordnen, konnten auch Forschende aus Iran nachweisen. Sie ließen Laien aus Australien, den USA, der Türkei, Italien, Katar und Iran verschiedene Frauen, die alle ein attraktives Lächeln zeigten, bewerten. Das Ergebnis: Ihr jeweiliger Kulturraum hatte die Beurteilenden darin geprägt, welches Lächeln sie als schön empfanden.[444]

Forschende aus dem Einwanderungsland USA zeigten nicht nur, dass diese Prägung unterschiedlich ist und lebenslang bestehen bleibt, sondern fanden auch heraus, dass verschiedene kulturelle und ethnische Backgrounds eine unterschiedliche Auffassung von Ästhetik bedingen, wenn es um das Lächeln geht. In ihrer Studie mussten sich indischstämmige US-amerikanische sowie in Indien lebende Probanden auf digitalem Weg durch jede Menge lächelnde Gesichter kämpfen und diese bewerten. Die gleiche Bildabfolge wurde zum Abgleich auch von weißen US-Amerikanern beurteilt. Das Ergebnis war eindeutig: Die ethnische Herkunft hatte einen entscheidenden Einfluss darauf, was als ästhetisch empfunden wurde, egal ob die Probanden in Indien oder in den USA lebten. Das ästhetische Empfinden eines Lächelns hatte sich demnach durch die Auswanderung in einen anderen Kulturkreis nicht verändert.[445]

Wenn Schönheit also im Auge des Betrachters liegt, kommt bei ästhetischen Korrekturen einer Simulation der Endsituation eine entscheidende Bedeutung für den Therapieerfolg zu. Die aktive Einbindung der Patienten ist unerlässlich. Zur Simulation und Diskussion des optimalen Lächelns gibt es analoge und digitale Wege.

Der analoge Klassiker ist ein sogenanntes *Wax-up*, das vom Zahntechniker erstellt wird.[446] Die Situation im Oberkiefer wird abgeformt und anhand dessen ein Gipsmodell hergestellt. Auf diesem können bei Bedarf störende Anteile vom Zahntechniker entfernt und den Zähnen mit modellierbarem Wachs eine optimale neue Form gegeben werden. Dieses Ideal wird mit Silikon abgeformt und kann als Form dabei helfen, die Situation auf die Oberkieferzähne des Patienten zu übertragen. Die Form wird im Bereich der Zähne mit fließfähigem Kunststoff gefüllt und einfach auf die Zahnreihe gestülpt. Der Kunststoff härtet aus und bleibt beim Entfernen der Silikonform an den Zähnen hängen. Das ist das sogenannte *Mock-up*, die perfekte Simulation, die jetzt intensiv mit demjenigen diskutiert werden sollte, der mit dem neuen Lächeln durch das Leben gehen muss.[447] Sein oder ihr Geschmack ist bei allen Regeln und bei all dem fachlichen Sachverstand und der routinierten Gestaltungskraft entscheidend. Das Geschmacksempfinden des Zahnarztes oder Zahntechnikers muss an zweiter Stelle kommen, auch wenn das manchmal weh tut. Die Fachleute dürfen nur professionelle Vermittler auf dem Weg zum perfekten Lächeln sein.

Das *Mock-up* kann jetzt im interaktiven Austausch mit dem Patienten verändert werden. Mit dem Diamantschleifer kann entfernt, mit lichthärtendem Kunststoff aufgetragen werden, bis die optimale Form gefunden ist. Dabei sollte man sich Zeit lassen. Schon Veränderungen von wenigen Millimetern können hier entscheidend sein, ob das Ergebnis gefällt oder nicht.

Es kann auch ratsam sein, den Patienten mit der Simulation zum Probetragen nach Hause gehen zu lassen. Das Feedback des

Partners beziehungsweise des nahen Umfelds ist ebenfalls ein wichtiger Indikator dafür, ob der Patient mit seinem neuen Lächeln glücklich werden kann oder nicht. Gefällt das *Mock-up*, weiß der Zahntechniker genau, wohin die Reise geht und es gibt bei der Herstellung der definitiven Versorgungen keine bösen Überraschungen.

Der Clou beim *Mock-up* ist, dass es auch bei der Präparation Gold wert ist. Mit speziellen Bohrern können durch das *Mock-up* Tiefenrillen angelegt und an der tiefsten Stelle mit Bleistift markiert werden, um von der gesamten Fläche nur so viel abzutragen, wie für die Schichtstärke der keramischen Versorgungen benötigt wird. Ist die Bleistiftmarkierung beim flächigen Substanzabtrag verschwunden, hat der Diamantschleifer an dieser Stelle nichts mehr zu suchen. Das schont die Zahnhartsubstanz. An manchen Bereichen muss sogar gar kein Schmelz entfernt werden. Und Schmelz ist gut, denn der sorgt für die Stabilität der Zähne und für eine optimale, adhäsive Verklebung der Keramiken. Als individuelle Kacheln sorgen diese für eine wunderschöne Fassade, die natürliche und gesunde Zahnhartsubstanz vorgaukelt.[448]

Natürlich gibt es mittlerweile auch digitale Hilfsmittel, damit Zahnarzt, Zahntechniker und Patient zusammen das perfekte Lächeln finden können. Das sogenannte *Digital Smile Design* ermöglicht, die optimale Zahnform und -positionierung virtuell an digitalen Patientenfotografien zu simulieren, um sehr früh mit wenig Aufwand eine erste Diskussionsgrundlage mit den Patienten zu haben.[449]

Das *Mock-up* kann anhand dieses virtuellen Ideals am Computer designt und anschließend aus Kunststoff gefräst oder gedruckt werden, was die Simulation sogar noch vorhersagbarer und präziser machen soll.[450] Der Datensatz des virtuellen *Mock-up* wird dann in der Software auf das Modell mit den präparierten Zähnen übertragen und dient so als Basis für die virtuelle Konstruktion der definitiven Versorgungen am Computer. Diese werden von einer Schleifmaschine aus Keramikblöcken ausgeschliffen, um anschließend vom Zahntechniker ausgearbeitet, mit Farben bemalt, mit Keramikmassen individualisiert und nach der Einprobe am Patienten vom Zahnarzt eingegliedert zu werden.[451]

Für alle Beteiligten immer wieder ein spannender Moment, wenn Patienten ihr neues Lächeln kritisch im Spiegel betrachten und aus dem prüfenden Lächeln ein befreiendes echtes Lächeln wird. Den Aufwand und die Detailversessenheit, die bei einer ästhetischen Rekonstruktion der Zähne betrieben werden müssen, um das perfekte Lächeln zu finden, bringt der US-amerikanische Astronom Carl Edward Sagan (1934–1996), auf grundlegender Ebene trefflich auf den Punkt: »Die Schönheit eines Lebewesens beruht nicht auf den Atomen, die es enthält, sondern in der Art, wie sich diese Atome zusammenfügen.«[452]

Dental Science-Fiction?!

Woran Forschung und Entwicklung arbeiten

Einmal beamen, bitte! Wir schreiben das Jahr 2022 in einem Seitenarm der Milchstraßengalaxie. Die Erde und ihre Bewohner haben sich verändert und auch der Zahnmedizin und Zahntechnik ein anderes, fortschrittlicheres Gesicht gegeben. Wo in grauer Vorzeit zahnärztliche Urmenschen mit angespitzten Steinen der Karies auf den Leib rückten und später grobschlächtige Zahnbrecher durch die mittelalterlichen Lande fuhren, surrt heute unter lokaler Anästhesie ein absolut laufruhiger Elektromotor.

Es ist der reine Zahnsinn! Auf der ganzen Welt machen sich Forschende aus den unterschiedlichsten Disziplinen tagtäglich an die Arbeit, um die Zahnmedizin und die Zahntechnik noch ein Stückchen besser zu machen. Zahnärzte, Zahntechniker, Ingenieure, Dentaltechnologen, Materialwissenschaftler, Chemiker, Epidemiologen und Mikrobiologen arbeiten für die Mundgesundheit von Patienten jeden Tag Hand in Hand.

Ingenieure entwickeln neue Maschinen für bildgebende Verfahren, die eine noch genauere Diagnostik ermöglichen. Dabei spielt die Digitalisierung eine immer wichtigere Rolle. Ziel ist es, den Patienten nicht mehr nur auf dem Stuhl hocken zu haben, sondern diesen bequem im Computer abzuspeichern und dann jederzeit ohne Röcheln und Würgen verfügbar zu haben. Im Langzeitverlauf kann am virtuellen Patienten verglichen werden, wo sich der Kauapparat hinentwickelt und wo prophylaktisch oder bei Bedarf auch therapeutisch gegengesteuert werden muss.

Während früher der Abformlöffel erst mit Wachs, dann mit Gips und später mit mehr oder weniger gut schmeckender Masse in den Mund geschwenkt und nach oben in Richtung Gaumen geklappt wurde, können die Zahnreihen und das Zahnfleisch heute ohne Berührung optisch mit einem kleinen Kopf gescannt werden. Da diese Intraoralscanner immer präziser und praktikabler werden, muss sich wahrscheinlich also bald niemand mehr mit reizender Abformmasse am Gaumenzäpfchen plagen.[453]

Die aus dem Intraoralscan gewonnenen Datensätze können mit einer Software in ein virtuelles Modell umgewandelt werden, auf dessen Basis der Zahnersatz digital konstruiert und später von entsprechenden Maschinen herausgeschliffen oder gefräst werden kann. Die digitale Konstruktion wird als *Computer-aided Design* und die maschinelle Fertigung als *Computer-aided Manufacturing* bezeichnet: CAD/CAM.[454]

Die CAD/CAM-Technologie ermöglicht nun den Einsatz völlig neuer Materialien. Zirkondioxide, Vollkeramiken, Hybridwerkstoffe aus Kunststoff und Keramik und Hochleistungspolymere sind seit der Einführung des digitalen Workflows wie Pilze aus dem Boden geschossen. Für jede klinische Situation kann also immer passgenauer das richtige Material ausgewählt werden.[455]

Wurde früher in den Laboren auf Gipsmodellen aufgewachst, eingebettet, ausgebrannt und sind mit Hilfe einer Flamme Legierungen in Hohlräum gegossen worden, wird heute zunehmend digital konstruiert und der Zahnersatz aus Blöcken und Ronden in der Schleif- beziehungsweise Fräseinheit herausgearbeitet. Die Folge: Zahntechniker verbringen mehr und mehr Zeit vor PC-Bildschirmen. Handwerkliches Können und kreatives Vorstellungsvermögen sind allerdings immer noch der entscheidende Faktor, um aus einer Restauration mit Verblend- und/oder Malfarben ein individuelles Kunstwerk entstehen zu lassen, das vom Original, der natürlichen Zahnkrone, nicht zu unterscheiden ist.

Längst arbeiten Forschende daran, Zahnersatz nicht mehr aus Rohlingen subtraktiv herauszuarbeiten, sondern additiv zu fertigen. Zwar kommen bisher nur Schienen, Modelle, Abformlöffel und Provisorien aus dem Drucker, das wird sich allerdings bald ändern. Es ist klar, dass die nächste industrielle Revolution vom Drucker ausgehen wird. Längst lassen sich Kunststoffe, Keramiken und Metalle drucken. Allerdings sind die Materialverträglichkeit, die hohen Anforderungen hinsichtlich Ästhetik und Präzision sowie die immensen Krafteinwirkungen im Mund Hürden, die es noch zu überwinden gilt.[456]

Ein Scan des Gesichts ermöglicht es, den Zahnersatz virtuell einzuprobieren und mit den Patienten zusammen zu gucken, wie die Restaurationen im simulierten Lächeln auf dem Bildschirm wirken. Das erleichtert die Planung und erhöht die Patientenakzeptanz.[457] Sogar mit Smartphones können heute schon Versorgungsergebnisse simuliert werden.[458] Auf der Suche nach dem perfekten Lächeln wird die virtuelle Simulation ein immer wichtigeres Hilfsmittel werden.[459]

Virtuelle Modelle können anhand von anatomischen Referenzpunkten aus einem *Face Scan* räumlich korrekt zur Schädelbasis positioniert werden, was wiederum dabei hilft, den Biss räumlich richtig in der Software zu simulieren.[460] Auch die Kontaktpunkte der Zähne lassen sich digital erfassen.[461] Die Kieferbewegungen können digital registriert werden, sodass die Arbeiten bald in einem möglichst biologischen und dynamischen Umfeld konstruiert werden können.[462]

Dreidimensionale Röntgenaufnahmen ermöglichen Schicht für Schicht einen detaillierten Blick unter das Zahnfleisch in den Knochen und das Zahninnere und beugen so Überraschungen vor, die einen nach dem Aufklappen des Zahnfleischs oder dem Aufbohren des Zahns erwarten.[463]

Während Implantate früher frei Hand mithilfe eines eindimensionalen Röntgenbilds mit geeichtem, kugelförmigem Referenzkörper zur dimensionsgerechten Orientierung gesetzt wurden, werden heute die Informationen aus Intraoralscan und dreidimensionalem Röntgenbild genutzt, um die Implantation wie in einem Computerspiel im Vorfeld virtuell am Computer durchzuführen. In aller Ruhe kann die optimale Lagerung des Implantats im Kieferknochen zur Position der neuen Krone austariert werden. Auf Grundlage der virtuellen Implantation wird eine passgenaue Schiene gefräst oder gedruckt, die mit richtungsweisenden Führungshülsen eine echte Implantation nach dieser dreidimensionalen Planung ermöglicht. Das Implantatbett im Kieferknochen kann über diese Öffnungen einfach auf Anschlag aufbereitet und danach das Implantat eingedreht werden. Die provisorische oder definitive Krone kann bei einer Sofortbelastung schon vor der Operation gefertigt und gleich im Anschluss an die Implantation auf der künstlichen Zahnwurzel befestigt werden.[464]

Kanaleingänge ausfindig zu machen ist oftmals wie die Suche nach der Nadel im Heuhaufen. Heute können mit solchen im digitalen Workflow gefertigten Führungsschienen auch stark verblockte Wurzelkanäle sicher aufgebohrt und anschließend behandelt werden.[465]

Ziel ist es, in Zukunft all diese unterschiedliche Datensätze miteinander zu kombinieren und mit Hilfe des so entstandenen virtuellen Klons zahnärztliche Eingriffe und Versorgungen noch planbarer, minimalinvasiver und sicherer zu machen.[466]

Auch die künstliche, softwarebasierte Intelligenz bahnt sich ihren Weg in Praxis und Labor. Mit Expertenwissen geschulte, digitale Helfer übernehmen Teilbereiche noch präziser und wesentlich schneller als der Mensch. Dieses Vorgehen wird auch als *Machine Learning* bezeichnet.[467] Die digitale Zahnfarbbestimmung mit einem Spektrophotometer funktioniert beispielsweise mittlerweile besser als mit Farbmusterstäbchen und dem menschlichen Auge.[468]

Die Zähne für Totalprothesen können heute in unterschiedlichen Konzepten per Knopfdruck richtig aufgestellt werden, weil ein Fachmann im Rahmen der Entwicklung alle Situationen durchgespielt und in die Konstruktionssoftware integriert hat. Früher saßen Zahntechniker stundenlang an ihrem Platz, um die Zähne in Wachs zu positionieren und dabei zu einer funktionstüchtigen Einheit werden zu lassen. Heute wird erst der Front- und dann der Seitenzahnbereich automatisch in optimaler Verzahnung aufgestellt.[469]

Obwohl in China sogar ein Roboter schon auf Grundlage der Planungsdaten eine Implantation an einem Menschen durchführte,[470] müssen Zahnärzte noch lange nicht um ihren Job bangen. Denn dass autonome Roboter die Behandlung übernehmen, ist momentan nicht zuletzt aus ethischen Gründen unvorstellbar.

Informatiker entwickeln allerdings in Zusammenarbeit mit Fachleuten aus der Medizin und Zahnmedizin immer mehr Software-Algorithmen, die mit vielen kleinen Einzelschritten mögliche Szenarien und deren Muster durchspielen, um die Datenflut aus der digitalen Diagnostik automatisch zu analysieren. Die Software wird also dabei helfen, Erkrankungen und Veränderungen ausfindig zu machen. Der schnelle und gezielte Zugriff auf Big Data wird auf diese Weise Diagnosen und Vorhersagen präziser, Therapieentscheidungen besser und operative Eingriffe sicherer machen. In Zukunft werden also zahlreiche digitale Hilfsmittel die zahnärztliche Versorgung vereinfachen und verbessern.[471]

Wo früher blind drauflosgearbeitet wurde und später an eindimensionalen Röntgenbildern am beleuchteten Röntgenbildbe trachter oder mit dem einfachen Halten an irgendeine Lichtquelle interpretiert und orientiert wurde, werden bald dreidimensionale Röntgenbilddateien per Knopfdruck Schicht für Schicht durchforstet und zusammen mit einem Gesichtsscan und Intraoralscan ausgewertet werden.[472] Die Diagnosen von Karies, Wurzelfrakturen, Entzündungen an der Wurzelspitze und eines lokalen Knochenverlusts um Zähne könnten also bald mit Unterstützung einer Software vonstatten gehen.[473]

Einen ersten Erfolg konnten Forschende hinsichtlich der eindimensionalen Fernröntgenseitenanalyse vermelden, die unter anderem als Grundlage für die kieferorthopädische Behandlungsplanung dient. Die Auswertung eines solchen digitalen Röntgenbilds vom seitlichen Schädel konnte von einer Software genauso präzise durchgeführt werden wie von mehreren Experten.[474] Derartige vollautomatisierte Auswertungen werden die Diagnosen zukünftig schneller und gerade bei weniger erfahrenen Praktikern sicherer machen.[475]

Diese bildgebenden Verfahren lassen sich dann noch mit allgemeinen Gesundheitsdaten der Patienten kombinieren, damit die richtige Behandlungsempfehlung ausgespuckt wird. Die Datensicherheit wird hier ein heißes Eisen werden. Die letzte Entscheidung, was gemacht wird, sollte am Ende dann aber doch ein Experte verantworten.[476]

Auch im Umgang mit den bakteriellen Bewohnern des Mundraums findet ein Umdenken statt. Statt der nach wie vor gängigen Zerstörung der kompletten Organisationsstruktur mit Instrumenten und antibakteriellen Mundspülungen versucht man zunehmend, das Gleichgewicht des Biofilms wiederherzustellen, also gezielt den krankmachenden Bakterien das Leben schwer zu machen und die guten Bakterien zu fördern. Das gelingt etwa durch die Zugabe anderer lebender Organismen, wie Bakterien oder Hefen, in Form von sogenannten Probiotika. Jeder kennt das Prinzip von Joghurts, welche die Darmflora wieder auf Vordermann bringen sollen.

Streptococcus mutans, der vermehrt in säurebildender Plaque zu finden ist und deswegen für Karieserkrankungen mitverantwortlich gemacht wird, kann durch die Zugabe von Probiotika an seiner Entwicklung im Biofilm gestört werden. Forscher hetzten dem säurebildenden Bakterium beispielsweise ein durch Hitze inaktiviertes Bifidobakterium auf den Hals, um dieses zu verdrängen. Zumindest im Laborversuch führte das zu einem Rückgang der kariösen Eigenschaften eines bakteriellen Biofilms.[477] Auch Lactobacillus sp. zeigte unter Forschungsbedingungen eine signifikante Wirksamkeit als Störenfried gegen Streptococcus mutans. Dieser wurde in seinem Wachstum gehemmt und reduzierte seine zahnschädigende Aktivität.[478]

Auch die Anhaftung von Streptococcus mutans an einen bakteriellen Biofilm wurde im Laborversuch schon durch die probiotische Zugabe von Lactobacillus acidophilus verhindert. Blöd für den Bazillus, wenn er nirgendwo andocken kann. Gut für uns, dass dadurch irgendwann womöglich Karies verhindert werden kann.[479]

Manche Bakterien können auch den Stoffwechsel von Streptococcus mutans so stören, dass dieser sich nicht mehr an den Biofilm anhaften kann. Der unerwünschte Gefährte, der anscheinend selbst gar keine Lust hat, sich in den Biofilm zu integrieren, war in diesem Fall Lactobacillus rhamnosus.[480] Auf die gleiche Weise wird natürlich auch versucht, dem vermeintlichen Bösewicht im Zusammenhang mit Entzündungen des Zahnfleischs und des Zahnhalteapparats, Porphyromonas gingivalis, in der Plaque auf den Leib zu rücken. Die Bakterie konnte in Versuchen vor allem vom Lactobacillus acidophilus LA5 im Zaum gehalten werden.[481]

Die Gabe von Probiotika kann zudem die Haftung und damit auch das Eindringen von Porphyromonas gingivalis an den oberen Zellen des Zahnfleischs – dem sogenannten Gingivaepithel – reduzieren. Die probiotischen Kulturen hafteten sich an dessen Stelle an die Zahnfleischzellen. In der Folge wurde auch die Immunreaktion herunterreguliert. Durch die Probiotikagabe könnte der Abbau von Knochen und Weichgewebe um den Zahn im Rahmen einer Parodontitis gebremst werden.[482]

Natürlich sind Forschende darüber hinaus auf der Suche nach Rezepturen, um die Organisation der Bakterien zu stoppen. Der gute alte Essig scheint hier nach aktuellen wissenschaftlichen Ergebnissen das reinste Wundermittel gegen Plaqueablagerungen zu sein. Nur fünf Minuten Einwirkzeit scheinen zu reichen, um die Bakterien in ihren Bauvorhaben grundlegend zu stören.[483]

Aber auch Impfungen gegen Karies und Parodontitis sind im Gespräch. Bestandteile von Streptococcus mutans, die beispielsweise für die Bindung des kariösen Bakteriums verantwortlich sind, könnten also bald als Impfung über die Nase oder den Mund in Form von Sprays oder Tropfen für eine Immunreaktion sorgen, die dabei hilft, die Infektionskrankheit Karies einzudämmen.[484] Auch die lokale Gabe von Antikörpern wird als Alternative diskutiert.[485]

Auch dem zweiten großen Gegner der Mundgesundheit, der Parodontitis, haben Forschende mit Impfplänen den Kampf angesagt.[486] Ein die Krankheit vorantreibender Proteinbestandteil von Porphyromonas gingivalis wurde beispielsweise Mäusen gespritzt, die dann der Infektion mit dem ganzen Bakterium besser gewachsen waren, was sich in einem immerhin um die Hälfte geringeren Knochenabbau widerspiegelte.[487]

Verlorengegangenen Knochen um Zähne einfach nachwachsen zu lassen, ist eine Idee aus der Stammzellforschung. Stammzellen sind wahre Alleskönner, die auch im Gewebe des Zahns und des Zahnhalteapparats zu finden sind.[488] Weisheitszähne und ausgefallene Milchzähne wären hier zuküftig als Stammzellenspender denkbar.[489] Stammzellen haben die Fähigkeit, sich beliebig oft zu teilen, und können sich je nach Umfeld in jede beliebige Körperzelle verwandeln. Mit Stammzellen konnten Forschende knochenbildende Zellen, die Osteoblasten, dazu bringen, den Knochen um Zähne zu regenerieren.[490] Auch die Regeneration anderer Zellen des Zahnhalteapparats und des Zahnfleischs mit Stammzellen wird untersucht.[491] Einige Forschende arbeiten auch an der Regeneration des Weichgewebes im Zahninneren, der sogenannten Pulpa.[492] Am Patienten gelungen ist die Regeneration von Pulpen mittlerweile, nachdem diese nach Unfällen abgestorben waren.[493]

Das sogenannte *Tissue Engineering* – also das Nachzüchten von Hart- und Weichgewebe – könnte zukünftig auch künstlichen Dentalmaterialien Konkurrenz machen. Forschenden ist es beispielsweise schon gelungen, Zahnschmelz im Reagenzglas nachzuzüchten. Die Idee ist es, auf Zahnlöcher eine Grundsubstanz aufzutragen, die das Loch wieder mit Schmelz zuwachsen lässt.[494] Auch Drucker kommen zum Einsatz, um Hart- und Weichgewebe aus entsprechenden Zellen nachzubilden. So könnte jeder Patient bald maßgeschneidertes Gewebe implantiert bekommen.[495]

Selbst ganze Zähne sollen im Reagenzglas nachgezüchtet beziehungsweise über die Implantation von Zahnkeimen in den Kieferknochen dort zum Wachsen gebracht werden, wo sie gebraucht werden. Zukünftig werden also wohl keine Implantate mehr aus Titan oder Keramik implantiert werden, sondern echte Zähne.[496] Die Herausforderung für die Forschenden aus den unterschiedlichsten Disziplinen ist es dabei, die Zellen in ihrem Wachstum so zu steuern, dass sie an der richtigen Stelle und in der richtigen Position das gewünschte Endergebnis liefern.[497]

Klar, Dr. McCoy – von Captain Kirk freundschaftlich Pille genannt – hätte als Chefarzt des Raumschiffes Enterprise wohl nur ein Lächeln für diese Entwicklungen in einem Seitenarm der Milchstraßengalaxie übrig. Aber Forschende auf der ganzen Welt werden auch künftig dafür sorgen, dass der reine Zahnsinn weitergeht.

Quellenangaben

1 Innes NPT, Chu CH, Fontana M, Lo ECM, Thomson WM, Uribe S, Heiland M, Jepsen S, Schwendicke F. A Century of Change Towards Prevention and Minimal Intervention in Cariology. J Dent Res 2019; 98 (6): 611–617.

2 Jordan AR, Micheelis W. Fünfte Deutsche Mundgesundheitsstudie. Deutscher Ärzte-Verlag. Köln, 2016.

3 https://www.gbe-bund.de/gbe/!pkg_olap_tables.prc_set_page?p_uid=gast&p_aid=84981838&p_sprache=D&p_help=2&p_indnr=6&p_ansnr=76069128&p_version=26&D.000=3740&D.001=1000001&D.002=1000002&D.003=1000004&D.004=1000006&D.011=44302. Letzter Zugriff am 24.05.2022. **https://kurzelinks.de/ix0d**

4 Sato H, Tamanoi T, Suzuki T, Moriyama H, Abe S, Yoshida K, Kawaai H, Yamazaki S. Risk Perception of Septic Shock with Multiple Organ Failure Due to Acute Exacerbation of an Infectious Dental Disease. Ther Clin Risk Manag 2021 Apr 22; 17: 365–369.

5 Locker D, Thomson WM, Poulton R. Psychological disorder, conditioning experiences and the onset of dental anxiety in early adulthood. J Dent Res 2001; 80: 1588–1592.

6 Themessl-Huber M, Freeman R, Humphris G, MacGillivray S, Terzi N. Empirical evidence of the relationship between parental and child dental fear: a structured review and meta-analysis. Int J Paediatr Dent 2010; 20(2): 83–101.

7 Auschra R. Sadisten, Trottel, Auftragskiller. Der Freie Zahnarzt, November 2019: 54–57.

8 Zhao J, Yin H, Zhang G, Li G, Shang B, Wang C, Li C. A meta-analysis of randomized controlled trials of laughter and humour interventions on depression, anxiety and sleep quality in adults. J Adv Nurs 2019; 75(11): 2435–2448.

9 Beaton L, Freeman R, Humphris G. Why Are People Afraid of the Dentist? Observations and Explanations. Med Princ Pract 2014; 23(4): 295–301.

10 Oxilia G., Peresani M., Romandini M. et al. Earliest evidence of dental caries manipulation in the Late Upper Palaeolithic. Sci Rep 2015; 5: 12150.

11 Lozano M, Subirà M, Aparicio J, Lorenzo C, Gómez-Merino G. Toothpicking and periodontal disease in a Neanderthal specimen from Cova Foradà site (Valencia, Spain). PLoS One 2013; 8(10): e76852.
12 Oxilia G, Fiorillo F, Boschin F, Boaretto E, Apicella SA, Matteucci C, Panetta D, Pistocchi R, Guerrini F, Margherita C, Andretta M, Sorrentino R, Boschian G, Arrighi S, Dori I, Mancuso G, Crezzini J, Riga A, Serrangeli MC, Vazzana A, Salvadori PA, Vandini M, Tozzi C, Moroni A, Feeney RNM, Willman JC, Moggi-Cecchi J, Benazzi S. The dawn of dentistry in the late upper Paleolithic: An early case of pathological intervention at Riparo Fredian. Am J Phys Anthropol 2017 Jul; 163(3): 446–461.
13 Coppa A, Bondioli L, Cucina A, Frayer DW, Jarrige C, Jarrige J-F, Quivron G, Rossi M, Vidale M, Macchiarelli R. Palaeontology: early Neolithic tradition of dentistry. Nature 2006 Apr 6; 440(7085): 755–6.
14 Bernardini F, Tuniz C, Coppa A, Mancini L, Dreossi D et al. Beeswax as Dental Filling on a Neolithic Human Tooth. PLoS ONE (2012) 7(9): e44904.
15 Braidwood R, Howe B, Reed, C. The Iranian Prehistoric Project: new problems arise as more is learned of the first attempts at food production and settled village life. Science 133 (1961): 2008–2010.
16 Ring ME. Anton Van Leeuwenhoek and the Tooth-worm. The Journal of the American Dental Association, 1971 Nov; 83 (5): 999–1001.
17 Sudhoff K. Geschichte der Zahnheilkunde. Ein Leitfaden für den Unterricht und für die Forschung. Leipzig, 2. Auflage, 1926: 25.
18 Gerabek WE. The tooth-worm: historical aspects of a popular medical belief. Clin Oral Investig 1999 Mar; 3(1): 1–6. doi: 10.1007/s007840050070.
19 Illustrierte Geschichte der Medizin, Band 1: Geschichte der Medizin, der Pharmazie, der Zahnheilkunde und der Tierheilkunde. Andreas Verlag, Vaduz, 1992: 507–508.
20 Neiburger EJ. Dentistry in ancient mesopotamia. J Mass Dent Soc 2000; 49(2): 16–9.
21 Forshaw J. The practice of dentistry in ancient Egypt. British Dental Journal 2009; 206: 481–486.
22 Jones D. An Index of Ancient Egyptian Titles, Epithets and Phrases of the Old Kingdom. BAR International Series 2000; Volume 1: S381.

23 Miller J. Dental health and disease in ancient Egypt. In: David R. (Ed.), Egyptian Mummies and Modern Science. Cambridge University Press 2008: 52–70.
24 Weinberger B. An introduction to the history of dentistry. St. Louis 1948 Vol. 1: 25
25 Filce Leek F. The practice of dentistry in ancient Egypt. J Egypt Archaeol 1967; 53: 51–58.
26 Berghult B. Ancient Egyptian Odontology. Sven Med Tidskr 1999; 3(1): 27–43.
27 Józsa L. Dental care, dental diseases and dentistry in antiquity. Orvostort Kozl 2009; 55(1–4): 43–57.
28 https://www.youtube.com/watch?v=UQ9qbVJ9pzw. Tooth worm removal | it's really a treatment or a magic trick?? Letzter Zugriff am 27.07.2020.
29 https://www.youtube.com/watch?v=Vkjiv8G_7OQ. [Desi Remedy] Worm remove from tooth with the help of small root. Letzter Zugriff am 24.05.2022. **https://kurzelinks.de/vic7**
30 https://www.youtube.com/watch?v=ej9jhT8PyZ8. WORM REMOVE FROM TOOTH HOME REMEDY in thadou kuki. Letzter Zugriff am 27.07.2020.
31 Gao XL, Hsu CYS, Xu YC, Loh T, Koh D, Hwarng HB. Promoting positive health behaviours – 'tooth worm' phenomenon and its implications. Community Dent Health 2012 Mar; 29(1): 55–61.
32 Tsoukanelis AS. Hippocrates and the mouth. J Hist Dent 1998; 46(1): 25–30.
33 Guven Y. Scientific basis of dentistry. J Istanb Univ Fac Dent 2017; 51 (3): 64–71.
34 Illustrierte Geschichte der Medizin, Band 1: Geschichte der Medizin, der Pharmazie, der Zahnheilkunde und der Tierheilkunde. Andreas Verlag, Vaduz, 1992: 512–514.
35 Köckerling F, Köckerling D, Lomas C. Cornelius Celsus – ancient encyclopedist, surgeon-scientist, or master of surgery? Langenbecks Arch Surg 2013; 398(4): 609–616.
36 Grawinkel CJ. Zähne und Zahnbehandlung der alten Aegypter, Hebräer, Inder, Babyloner, Assyrer, Griechen und Römer. Dissertation, Erlangen, Berlinische Verlagsanstalt 1906: 46.

37 Józsa L. Dental care, dental diseases and dentistry in antiquity. Orvostort Kozl 2009; 55(1–4): 43–57.
38 West JB. Galen and the beginnings of Western physiology. Am J Physiol Lung Cell Mol Physiol 2014; 15; 307(2): L121–8.
39 Illustrierte Geschichte der Medizin, Band 1: Geschichte der Medizin, der Pharmazie, der Zahnheilkunde und der Tierheilkunde. Andreas Verlag, Vaduz, 1992: 519.
40 Loevy HT, Kowitz AA. The dawn of dentistry: dentistry among the Etruscans. Int Dent J 197; 47(5): 279–84.
41 Guerini V. A History of Dentistry from the most Ancient Times until the end of the Eighteenth Century. Doctrine Publishing Corporation Digital Book, 1909: 63. Letzter Zugriff am 24.05.2022.
42 Illustrierte Geschichte der Medizin, Band 1: Geschichte der Medizin, der Pharmazie, der Zahnheilkunde und der Tierheilkunde. Andreas Verlag, Vaduz, 1992: 512.
43 Khodadoust K, Ardalan M, Pourabbas R, Abdolrahimi M. Dental and oral diseases in Medieval Persia, lessons from Hedayat Akhawayni. J Med Ethics Hist Med 2013; 6: 9.
44 Redzepagić S. Oral hygiene in the hadiths of the Holy Prophet, Mohammed S.A.V.S. Med Arh 1997; 51(1-2): 35–9.
45 Sabbatini S. Attempts to fight paludism and malaria in the middle ages. Role of Benedictine and Cistercian monks in the rise of monastic medicine and in land reclamation during the Middle Ages. Infez Med 2005; 13(3): 196–207.
46 Karrer M. Zähne – eine Kultur- und Kunstgeschichte. Teil 5; Mittelalter: Die Ambivalenz der Zähne und der christliche Kosmos. Deutsche Zahnärztliche Zeitschrift 2016; 71(3): 234.
47 Grimoud AM, Lucas S, Sevin A, Georges P, Passarrius O, Duranthon F. Frequency of dental caries in four historical populations from the chalcolithic to the middle ages. Int J Dent 2011: 519691.
48 Anderson T. Dental treatment in Medieval England. Br Dent J 2004 Oct 9; 197 (7): 419–25.
49 Zhao W, Zhao Q. The overview of the prevention and treatment of dental disease in ancient China. Zhonghua Yi Shi Za Zhi 2009 Mar; 39(2): 90–2.
50 Schott H. Medizingeschichte(n): Religiöse Heilkunde – Gebet zur Heiligen Apollonia. Dtsch Arztebl 2006; 103(18): A 1221.

51 Lauer H. Klostermedizin. In: Gerabek WE, Haage BD, Keil G, Wegner W (Hrsg.). Enzyklopädie Medizingeschichte. De Gruyter, Berlin 2005: 760.
52 Lippert HD, Weissauer W. Entstehung des Rettungswesens. In: Das Rettungswesen. Springer, Berlin, Heidelberg 1984.
53 Jankrift KP. Krankheit und Heilkunde im Mittelalter. Wissenschaftliche Buchgesellschaft 2012: 28–29.
54 Hajar R. The Air of History (Part II) Medicine in the Middle Ages. Heart Views 2012; 13(4): 158–162.
55 Dobson J. Barber into surgeon. Ann R Coll Surg Engl 1974 Feb; 54(2): 84–91.
56 Sander S. Handwerkschirurgen: Sozialgeschichte einer verdrängten Berufsgruppe (Kritische Studien zur Geschichtswissenschaft, Band 8). Vandenhoeck & Ruprecht, Göttingen, 1989.
57 Jankrift KP. Krankheit und Heilkunde im Mittelalter. Wissenschaftliche Buchgesellschaft 2012: 30.
58 Gansberger K. Alchemie und Medizin im Mittelalter am Beispiel ausgewählter Autoritäten. Ungedr. Univ.-Dipl. Arb. Wien 2010: 10.
59 Schlosser H. Vom Zahnreißer zum eidgenössisch diplomierten Zahnarzt. Aus Basels zahnärztlicher Entwicklungsgeschichte im 19. Jahrhundert. Zürich: Berichthaus, 1936. S.a.: Groß D. Zahnbrecher. In: Gerabek WE, Haage BD, Keil G, Wegner W (Hrsg.). Enzyklopädie Medizingeschichte. De Gruyter, Berlin 2005: 1515f.
60 Constantelos DJ. Medicine and social welfare in the Byzantine Empire. Med Secoli 1999; 11(2): 337–55.
61 Varella EA. Oriental elements in Byzantine medicine. Med Secoli 1995; 7(1): 29–40. S.a.: Fingernagel A (Hg.). Juden, Christen und Muslime. Interkultureller Dialog in alten Schriften, Einführung. Wien 2010: 7–10.
62 Touwaide A. Arabic urology in Byzantium. J Nephrol 2004; 17(4): 583–9. S.a.: Diamandopoulos AA. Uroscopy in Byzantium. Am J Nephrol 1997; 17(3–4): 222–7.
63 Bennett D. Medical practice and manuscripts in Byzantium. Soc Hist Med 2000;13(2): 279–91.
64 Gkegkes ID, Iavazzo C, Sardi TA, Falagas ME. Women Physicians in Byzantium. World J Surg 2017; Mar; 41(3): 892–895.
65 Lapin A. Why should Byzantium be considered as a cradle of clinical geriatrics? Wien Med Wochenschr 2008; 158(17–18): 471–80.

66 Yeo IS. The Birth of Hospital, Asclepius cult and Early Christianity. Uisahak 2017; 26(1): 3–28.
67 Kourkouta L. Working conditions and duties of nurses in Byzantium. Int Hist Nurs J 1998; 4(1): 32–4.
68 Mylonas AI, Poulakou-Rebelakou EF, Androutsos GI, Seggas I, Skouteris CA, Papadopoulou EC. Oral and cranio-maxillofacial surgery in Byzantium. J Craniomaxillofac Surg 2014; 42(2): 159–68.
69 Topaloglou EI, Papadakis MN, Madianos PN, Ferekidis EA. Oral surgery during Byzantine times. J Hist Dent 2011; 59(1): 35–41.
70 Lascaratos J, Cohen M, Voros D. Plastic surgery of the face in Byzantium in the fourth century. Plast Reconstr Surg 1998; 102(4): 1274–80.
71 Caglar E, Kuscu OO, Sandalli N, Ari I. Prevalence of dental caries and tooth wear in a Byzantine population (13th c. A.D.) from northwest Turkey. Arch Oral Biol 2007; 52(12): 1136–45.
72 Roeck B. Der Morgen der Welt. Geschichte der Renaissance. C. H. Beck, München 2017.
73 Himmelmann L. From barber to surgeon – the process of professionalization. Sven Med Tidskr 2007; 11(1): 69–87.
74 Lapin A. Why should Byzantium be considered as a cradle of clinical geriatrics? Wien Med Wochenschr 2008; 158(17–18): 471–80.
75 Halilović S. Islamic Civilization in Spain – a Magnificient Example of Interaction and Unity of Religion and Science. Psychiatr Danub 2017; 29 Suppl 1: 64–72. S.a.: Provençal P. Medicine in classical Islamic culture and its transfer to Europe. Dan Medicinhist Arbog 1997; 83–102.
76 Della Monica M, Mauri R, Scarano F, Lonardo F, Scarano G. Genetic Drift: the Salernitan school of medicine: women, men, and children. A syndromological review of the oldest medical school in the western world. Am J Med Genet A 2013; 161A(4): 809–16.
77 Fingernagel A. Medizin im Mittelalter – Wissenstransfer zwischen den Kulturen. Wien 2010: 166–169
78 de Divitiis E, Cappabianca P, de Divitiis O. The “schola medica salernitana”: the forerunner of the modern university medical schools. Neurosurgery 2004; 55(4): 722–44.
79 Bifulco M, Amato M, Gangemi G, Marasco M, Caggiano M, Amato A, Pisanti S. Dental care and dentistry practice in the Medieval Medical School of Salerno. Br Dent J 2016; 221(2): 87–9.

80 Kalia G, Tandon S, Bhupali NR, Rathore A, Mathur R, Rathore K. Speech evaluation in children with missing anterior teeth and after prosthetic rehabilitation with fixed functional space maintainer. J Indian Soc Pedod Prev Dent Oct–Dec 2018; 36(4): 391–395.
81 Azola A, Palmer J, Mulheren R, Hofer R, Fischmeister F, Fitch WT. The physiology of oral whistling: a combined radiographic and MRI analysis. J Appl Physiol (1985). 2018 Jan 1; 124(1): 34–39. Published online 2017 Aug 24. doi: 10.1152/japplphysiol.00902.2
82 Kirshenbaum S. The science of kissing: What our lips are telling us. Grand Central Publishing, New York, 2011.
83 Woolley R. The biologic possibility of HIV transmission during passionate kissing. JAMA 1989; 262(16): 2230.
84 Alpert JS. Philematology: The Science of Kissing. A Message for the Marital Month of June. The American Journal of Medicine 2013; 126(6): 466. https://doi.org/10.1016/j.amjmed.2012.12.022.
85 Posse JL, Dios PD, Scully C. Infection Transmission by Saliva and the Paradoxical Protective Role of Saliva. Saliva Protection and Transmissible Diseases. 2017: 1–18. Published online 2017 Jul 31.
86 Brand HS, Ligtenberg AJ, Veerman EC. Saliva and wound healing. Monogr Oral Sci 2014; 24: 52–60.
87 Vintilescu BŞ, Niculescu CE, Stepan MD, Ioniţă E. Involvement of Vitamin D in Chronic Infections of the Waldeyer's Ring in the School Aged Child. Curr Health Sci J 2019 Jul-Sep; 45(3): 291–295.
88 Jović M, Avramović V, Vlahović P, Savić V, Veličkov A, Petrović V. Ultrastructure of the human palatine tonsil and its functional significance. Rom J Morphol Embryol. 2015;56(2): 371–7.
89 Hellings P, Jorissen M, Ceuppens JL. The Waldeyer's ring. Acta Otorhinolaryngol Belg 2000; 54(3): 237–41.
90 Carrillo-Ballesteros FJ, Oregon-Romero E, Franco-Topete RA, Govea-Camacho LH, Cruz A, Muñoz-Valle JF, Bustos-Rodríguez FJ, Pereira-Suárez AL, Palafox-Sánchez CA. B-cell activating factor receptor expression is associated with germinal center B-cell maintenance. Exp Ther Med 2019 Mar; 17(3): 2053–2060.
91 Niedzielski A, Chmielik LP, Kasprzyk A, Stankiewicz T, Mielnik-Niedzielska G. Health-Related Quality of Life Assessed in Children with Adenoid Hypertrophy. Int J Environ Res Public Health. 2021 Aug 25; 18(17): 8935.

92 Burton MJ, Glasziou PP. Tonsillectomy or adeno-tonsillectomy versus non-surgical treatment for chronic/recurrent acute tonsillitis. Cochrane Database Syst Rev. 2009 Jan 21; (1): CD001802.
93 Costa DJ, Mitchell R. Adenotonsillectomy for obstructive sleep apnea in obese children: a meta-analysis. Otolaryngol Head Neck Surg. 2009 Apr; 140(4): 455–60.
94 Nasrin M, Miah MR, Datta PG, Saleh AA, Anwar S, Saha KL. Effect of tonsillectomy on humoral immunity. Bangladesh Med Res Counc Bull. 2012 Aug; 38(2): 59–61.
95 Bitar MA, Dowli A, Mourad M. The effect of tonsillectomy on the immune system: A systematic review and meta-analysis. Int J Pediatr Otorhinolaryngol. 2015 Aug; 79(8): 1184–91. S.a.: Altwairqi RG, Aljuaid SM, Alqahtani AS. Effect of tonsillectomy on humeral and cellular immunity: a systematic review of published studies from 2009 to 2019. Eur Arch Otorhinolaryngol. 2020 Jan; 277(1): 1–7.
96 Kort R, Caspers M, van de Graaf A, van Egmond W, Keijser B, Roeselers G. Shaping the oral microbiota through intimate kissing. Microbiome 2014; 2: 41.
97 Hendrie CA, G Brewer G. Kissing as an evolutionary adaptation to protect against Human Cytomegalovirus-like teratogenesis. Med Hypotheses 2010 Feb; 74(2): 222–4.
98 Wedekind C, Seebeck T, Bettens F, Paepke AJ. MHC-dependent mate preferences in humans. Proc Biol Sci 1995 Jun 22; 260(1359): 245–9.
99 Durham TM, Malloy T, Hodges ED. Halitosis: knowing when 'bad breath' signals systemic disease. Geriatrics 1993 Aug; 48(8): 55–9.
100 Thornhill R, Gangestad SW. The scent of symmetry: A human sex pheromone that signals fitness? Evolution and Human Behavior 1999; 20: 175–201.
101 Thornhill R, Gangestad SW, Miller RD, Scheyd GJ, McCollough JK, Franklin M. Major histocompatibility complex genes, symmetry, and body scent attractiveness in men and women. Behavioral Ecology 2003; 14: 668–678.
102 Zuckerman M. Physiological measures of sexual arousal in the human. Psychol Bull 1971 May; 75(5): 297–329.
103 Alpert JS. Philematology: The Science of Kissing. A Message for the Marital Month of June. The American Journal of Medicine 2013; 126(6): 466.

104 Casati I. The beginnings of the kiss in infants during the first year. Psychiatr Enfant 1987; 30(1): 85–104.
105 Cook S, Burton M, Glasziou P. Efficacy and safety of the "mother's kiss" technique: a systematic review of case reports and case series. CMAJ. 2012 Nov 20; 184(17): E904–E912.
106 Garde JB, Suryavanshi RK, Jawale BA, Deshmukh V, Dadhe DP, Suryavanshi MK. An epidemiological study to know the prevalence of deleterious oral habits among 6 to 12 year old children. J Int Oral Health 2014 Feb; 6(1): 39–43. Published online 2014 Feb 26.
107 Agurto PV, Diaz RM, Cadiz OD, Bobenrieth FK. Oral bad habits frequency and its association with dentomaxilar abnormal development, in children three to six year old in Santiago Oriente. Rev Chil Pediatr 1999; 70: 470–482.
108 Maguire JA. Dent Clin North Am 2000 Jul; 44(3): 659-69, vii. The evaluation and treatment of pediatric oral habits.
109 Brout JJ, Edelstein M, Erfanian M, Mannino M, Miller LJ, Rouw R, Kumar S, Rosenthal MZ. Investigating Misophonia: A Review of the Empirical Literature, Clinical Implications, and a Research Agenda. Front Neurosci 2018; 12: 36.
110 Johnston L, Miles L, Macrae CN. Why are you smiling at me? Social functions of enjoyment and non-enjoyment smiles. Br J Soc Psychol 2010 Mar; 49(Pt 1): 107–27.
111 Chang J, Zhang M, Hitchman G, Qiu J, Liu Y. When you smile, you become happy: evidence from resting state task-based fMRI. Biol Psychol 2014 Dec; 103: 100–6.
112 Abel ML, Kruger EL Smile intensity in photographs predicts longevity. Psychol Sci 2010; 21: 542–544.
113 Hertenstein MJ, Hansel CA, Butts AM, Hile SN. Smile intensity in photographs predicts divorce later in life. Motiv Emot 2009; 33: 99–105.
114 Nikitin J, Freund AM. The Motivational Power of the Happy Face. Brain Sci 2019 Jan; 9(1): 6. Published online 2019 Jan 7. doi: 10.3390/brainsci9010006
115 Pérez-Aranda A, Hofmann J, Feliu-Soler A, Ramírez-Maestre C, Andrés-Rodríguez L, Ruch W, Luciano JV. Laughing away the pain: A narrative review of humour, sense of humour and pain. Eur J Pain 2019 Feb; 23(2): 220–233.

116 Zweyer K, Velker B, Ruch W. Do cheerfulness, exhilaration, and humor production moderate pain tolerance? A FACS study. Humor – International Journal of Humor Research 2004; 17(1–2): 85–119.
117 Manninen S, Tuominen L, Dunbar RI, Karjalainen T, Hirvonen J, Arponen E, Hari R, Jääskeläinen IP, Sams M, Nummenmaa L. Social Laughter Triggers Endogenous Opioid Release in Humans. J Neurosci 2017 Jun 21; 37(25): 6125–6131. doi: 10.1523/JNEUROSCI.0688-16.2017
118 Tolkien, JRR. Der Hobbit oder hin und zurück. Klett-Cotta 1997: 66.
119 Varga S et al. Maximum voluntary molar bite force in subjects with normal occlusion. Eur J Orthodon 2010; 33: 427–433.
120 https://www.zm-online.de/news/gesellschaft/dieses-gebiss-haelt-150-kilogramm/. Letzter Zugriff am 24.05.2022.
https://kurzelinks.de/xw7j
121 https://www.theguardian.com/world/2020/sep/08/sicilian-mafia-boss-giuseppe-fanara-bites-off-prison-guards-finger. Sicilian mafia boss bites off prison guard's finger. Letzter Zugriff am 24.05.2022.
https://kurzelinks.de/81ge
122 Lewin, R. Tooth enamel tells a complex story. Science, 1985; 228: 707.
123 Fincham A, Moradian-Oldak J, Simmer J. The structural biology of the developing dental enamel matrix. J Struct Biol 1999; 126: 270–299.
124 Beniash E, Stifler CA, Sun C et al. The hidden structure of human enamel. Nat Commun 2019; 10: 4383. https://doi.org/10.1038/s41467-019-12185-7
125 Imbeni V, Kruzic JJ, Marshall GW, Marshall SJ, Ritchie RO. The dentin-enamel junction and the fracture of human teeth. Nat Mater 2005; 4(3): 229–32. doi: 10.1038/nmat1323. Epub 2005 Feb 13.
126 Dong XD, Ruse ND. Fatigue crack propagation path across the dentinoenamel junction complex in human teeth. J Biomed Mater Res A 2003; 66(1): 103-9. doi: 10.1002/jbm.a.10541.
127 Bechtle S, Fett T, Rizzi G, Habelitz S, Klocke A, Schneider GA. Crack arrest within teeth at the dentinoenamel junction caused by elastic modulus mismatch. Biomaterials 2010; 31(14): 4238–47.
128 White SN, Miklus VG, Chang PP, Caputo AA, Fong H, Sarikaya M, Luo W, Paine ML, Snead ML. Controlled failure mechanisms toughen the dentino-enamel junction zone. J Prosthet Dent 2005; 94(4): 330–5.

129 Goldberg M, Kulkarni AB, Young M, Boskey A. Dentin: Structure, Composition and Mineralization. The role of dentin ECM in dentin formation and mineralization. Front Biosci (Elite Ed) 2011; 3: 711–735.
130 Bleicher F. Odontoblast physiology. Exp Cell Res 2014 Jul 15; 325(2): 65–71.
131 West NX. Dentine hypersensitivity. Monogr Oral Sci 2006; 20: 173–189.
132 Gordon J. Structures or why things don't fall down. Strain energy and modern fracture mechanics. Springer, New York 1978: 70–109.
133 van Driel WD, van Leeuwen EJ, von den Hoff JW et al. Time-dependent mechanical behaviour of the periodontal ligament. Proc Inst Mech Eng H 2000; 214: 497–504.
134 Ebbert S, Sangiorgio M. Facing the dreaded third molar. Prevention 1991; 43(7): 108–110.
135 Boughner JC. Implications of Vertebrate Craniodental Evo-Devo for Human Oral Health. Review J Exp Zool B Mol Dev Evol 2017 Jun; 328(4): 321–333. doi: 10.1002/jez.b.22734. Epub 2017 Mar 2.
136 González-Cabezas C. The chemistry of caries: remineralization and demineralization events with direct clinical relevance. Dent Clin North Am 2010 Jul; 54(3): 469-78.
137 Amerongen AV, Veerman EC. Saliva – the defender of the oral cavity. Oral Dis 2002 Jan; 8(1): 12–22.
138 Marsh PD, Head DA, Devine DA. Ecological approaches to oral biofilms: control without killing. Caries Res 2015; 49(Suppl 1): 46–54.
139 Marsh PD. Dental plaque as a microbial biofilm. Caries Res 2004 May-Jun; 38(3): 204–11.
140 Griffiths GS, Addy M. Effects of malalignment of teeth in the anterior segments on plaque accumulation. J Clin Periodontol 1981 Dec; 8(6): 481–90.
141 Lie T. Pellicle formation on hydroxyapatite splints attached to the human dentition: morphologic confirmation of the concept of adsorption. Arch Oral Biol 1975 Nov; 20(11): 739–42.
142 Lendenmann U, Grogan J, Oppenheim FG. Saliva and dental pellicle – a review. Adv Dent Res. 2000 Dec; 14: 22–8. S.a.: Hannig M, Fiebiger M, Güntzer M, Döbert A, Zimehl R, Nekrashevych Y. Protective effect of the in situ formed short-term salivary pellicle. Arch Oral Biol 2004 Nov; 49(11): 903–10.

143 Lie T. Scanning and transmission electron microscope study of pellicle morphogenesis. Scand J Dent Res 1977 May; 85(4): 217–31.
144 Zahradnik RT. Modification by salivary pellicles of in vitro enamel remineralization. J Dent Res 1979 Nov; 58(11): 2066–73.
145 Honório HM, Rios D, Júnior ES, de Oliveira DS, Fior FA, Buzalaf MA. Effect of acidic challenge preceded by food consumption on enamel erosion. Eur J Dent 2010; 4(4): 412–417.
146 Buchalla W. Multi-talented saliva: known and unknown aspects in composition and function. Deutsch Zahnärztliche Zeitschrift 2012; 67(7): 445.
147 Zijnge V, van Leeuwen MB, Degener JE, Abbas F, Thurnheer T, Gmür R, Harmsen HJ. Oral biofilm architecture on natural teeth. PLoS One 2010 Feb 24; 5(2): e9321.
148 Lemos JA, Palmer SR, Zeng L, Wen ZT, Kajfasz JK, Freires IA, Abranches J, Brady LJ. The Biology of Streptococcus mutans. Microbiol Spectr 2019 Jan; 7(1): 10.
149 Zhu B, Macleod LC, Kitten T, Xu P. Streptococcus sanguinis biofilm formation & interaction with oral pathogens. Future Microbiol 2018 Jun 1; 13(8): 915–932.
150 Díaz-Garrido N, Lozano CP, Kreth J, Giacaman RA. Competition and Caries on Enamel of a Dual-Species Biofilm Model with Streptococcus mutans and Streptococcus sanguinis. Appl Environ Microbiol 2020 Oct 15; 86(21): e01262–20.
151 Ihara Y, Takeshita T, Kageyama S, Matsumi R, Asakawa M, Shibata Y, Sugiura Y, Ishikawa K, Takahashi I, Yamashita Y. Identification of Initial Colonizing Bacteria in Dental Plaques from Young Adults Using Full-Length 16S rRNA Gene Sequencing. mSystems 2019 Sep 3; 4(5): e00360–19.
152 Meyer F, Enax J. Der sanfte Weg gegen Karies und Parodontitis? Die Mundhöhle als Ökosystem. Biol Unserer Zeit 2018; 1(48): 63.
153 Wood SR, Kirkham J, Marsh PD, Shore RC, Nattress B, Robinson C: Architecture of intact natural human plaque biofilms studied by confocal laser scanning microscopy. J Dent Res 2000; 79: 21–27.
154 Robinson C, Kirkham J, Percival R, Shore RC, Bonass WA, Brookes SJ, Kusa L, Nakagaki H, Kato K, Nattress B: A method for the quantitative site-specific study of the biochemistrywithin dental plaque biofilms formed in vivo. Caries Res 1997; 31: 194–200.

155 Vroom JM, de Grauw KJ, Gerritsen HC, Bradshaw DJ, Marsh PD, Watson GK, Allison C, Birmingham JJ: Depth penetration and detection of pH gradients in biofilms using two-photon excitation microscopy. Appl Environ Microbiol 1999; 5: 3502–3511.
156 Pereira D, Seneviratne CJ, Koga-Ito CY, Samaranayake LP. Is the oral fungal pathogen Candida albicans a cariogen? Oral Dis 2018 May; 24(4): 518–526.
157 Marsh PD, Head DA, Devine DA. Ecological approaches to oral biofilms: control without killing. Caries Res 2015; 49(Suppl 1): 46–54.
158 Lemos JA, Palmer SR, Zeng L, Wen ZT, Kajfasz JK, Freires IA, Abranches J, Brady LJ. The Biology of Streptococcus mutans. Microbiol Spectr 2019 Jan; 7(1): 10.1128/microbiolspec.GPP3-0051-2018.
159 Díaz-Garrido N, Lozano CP, Kreth J, Giacaman RA. Competition and Caries on Enamel of a Dual-Species Biofilm Model with Streptococcus mutans and Streptococcus sanguinis. Appl Environ Microbiol 2020 Oct 15; 86(21): e01262–20.
160 Ghazal TS, Levy SM, Childers NK, Carter KD, Caplan DJ, Warren JJ, Cavanaugh JE, Kolker J. Mutans Streptococci and Dental Caries: A New Statistical Modeling Approach. Caries Res 2018; 52(3): 246–252.
161 Loo CY. Oral streptococcal genes that encode biofilm formation. In: Wilson M, Devine DA (Eds): Medical Implications of Biofilms. Cambridge, Cambridge University Press 2003: 189–211.
162 Yi L, Li J, Liu B, Wang Y. Advances in research on signal molecules regulating biofilms. World J Microbiol Biotechnol 2019 Aug 5; 35(8): 130. S.a.: Mahajan A, Singh B, Kashyap D, Kumar A, Mahajan P. Interspecies communication and periodontal disease. ScientificWorldJournal 2013 Dec 10; 2013: 765434.
163 Jakubovics NS. Talk of the town: interspecies communication in oral biofilms. Mol Oral Microbiol 2010 Feb; 25(1): 4–14.
164 Limoli DH, Jones CJ, Wozniak DJ. Bacterial Extracellular Polysaccharides in Biofilm Formation and Function. Microbiol Spectr 2015 Jun; 3(3): 10. S.a.: Dragoš A, Kiesewalter H, Martin M, Hsu CY, Hartmann R, Wechsler T, Eriksen C, Brix S, Drescher K, Stanley-Wall N, Kümmerli R, Kovács ÁT. Division of Labor during Biofilm Matrix Production. Curr Biol 2018 Jun 18; 28(12): 1903–1913.e5.

165 Jakubovics NS. Saliva as the Sole Nutritional Source in the Development of Multispecies Communities in Dental Plaque. Microbiol Spectr 2015 Jun; 3(3). doi:10.1128/microbiolspec.MBP-0013-2014
166 Zero DT. Evidence for biofilm acid neutralization by baking soda. J Am Dent Assoc 2017 Nov; 148(11S): S10–S14
167 Lewis K. Riddle of biofilm resistance. Antimicrob Agents Chemother 2001 Apr; 45(4): 999–1007. S.a.: Mah TF. Biofilm-specific antibiotic resistance. Future Microbiol 2012 Sep; 7(9): 1061–72.
168 Sutherland I. Biofilm exopolysaccharides: a strong and sticky framework. Microbiology (Reading) 2001 Jan; 147 (Pt 1): 3–9.
169 Hellwege KD. Die Praxis der zanmedizinischen Prophylaxe. Thieme Verlag 2003: 33.
170 Kostakioti M, Hadjifrangiskou M, Hultgren SJ. Bacterial Biofilms: Development, Dispersal, and Therapeutic Strategies in the Dawn of the Postantibiotic Era. Cold Spring Harbor Perspectives in Medicine 2013: 3.
171 Lee SF, Li YH, Bowden GH. Detachment of Streptococcus mutans biofilm cells by an endogenous enzymatic activity. Infect Immun 1996; 64: 1035–1038.
172 Kaplan JB. Biofilm Dispersal: Mechanisms, Clinical Implications, and Potential Therapeutic Uses. Journal of Dental Research 2010: 89: 205–218.
173 Kuboniwa M et al. Insights into the virulence of oral biofilms: discoveries from proteomics. Expert Rev Proteomics 2012; 9: 311–323.
174 Rendueles O, Ghigo J-M. Multi-species biofilms: how to avoid unfriendly neighbors. FEMS microbiology reviews 2012, 36(5): 972–989.
175 Schreiber F, Stief P, Gieseke A, Heisterkamp IM, Verstraete W, de Beer D, Stoodley P. Denitrification in human dental plaque. BMC Biol 2010 Mar 22; 8: 24.
176 Kaplan JB, Meyenhofer MF, Fine DH. Biofilm growth and detachment of Actinobacillus actinomycetemcomitans. J Bacteriol 2003 Feb; 185(4): 1399–404.
177 Fleming D, Rumbaugh K. The Consequences of Biofilm Dispersal on the Host. Sci Rep 2018; 8: 10738. S.a.: Kaplan JB. Biofilm dispersal: mechanisms, clinical implications, and potential therapeutic uses. J Dent Res 2010 Mar; 89(3): 205–18.

178 Marsh PD. Are dental diseases examples of ecological catastrophes? Microbiology 2003; 149: 279–294.
179 Marsh PD. Dental plaque as a biofilm and a microbial community – implications for health and disease. BMC Oral Health 2006; 6 (Suppl 1): S14.
180 Conrads G, About I. Pathophysiology of Dental Caries. Monogr Oral Sci 2018; 27: 1–10.
181 Head D, A Devine D, Marsh PD. In silico modelling to differentiate the contribution of sugar frequency versus total amount in driving biofilm dysbiosis in dental caries. Sci Rep 2017 Dec 12; 7(1): 17413.
182 Arneberg P, Ogaard B, Scheie AA, Rölla G. Selection of Streptococcus mutans and lactobacilli in an intra-oral human caries model. J Dent Res 1984 Oct; 63(10): 1197–200.
183 Pitts NB, Zero DT, Marsh PD, Ekstrand K, Weintraub JA, Ramos-Gomez F, Tagami J, Twetman S, Tsakos G, Ismail A. Dental caries. Nat Rev Dis Primers 2017 May 25; 3: 17030.
184 Manning RH, Edgar WM. In situ de- and remineralisation of enamel in response to sucrose chewing gum with fluoride or non-fluoride dentifrices. J Dent 1998 Nov; 26(8): 665–8. S.a.: O'Mullane DM, Baez RJ, Jones S, Lennon MA, Petersen PE, Rugg-Gunn AJ, Whelton H, Whitford GM. Fluoride and Oral Health. Community Dent Health 2016 Jun; 33(2): 69-99.
185 Maxfield BJ, Hamdan AM, Tüfekçi E, Shroff B, Best AM, Lindauer SJ. Development of white spot lesions during orthodontic treatment: perceptions of patients, parents, orthodontists, and general dentists. Am J Orthod Dentofacial Orthop 2012 Mar; 141(3): 337–344.
186 Schwendicke F, Rossi JG, Göstemeyer G, Elhennawy K, Cantu AG, Gaudin R, Chaurasia A, Gehrung S, Krois J. Cost-effectiveness of Artificial Intelligence for Proximal Caries Detection. J Dent Res 2020 Nov 16: 22034520972335.
187 Lenzi TL, Montagner AF, Soares FZ, de Oliveira Rocha R. Are topical fluorides effective for treating incipient carious lesions?: A systematic review and meta-analysis. J Am Dent Assoc 2016 Feb; 147(2): 84–91.e1.
188 Peters MC, Hopkins AR Jr, Zhu L, Yu Q. Efficacy of Proximal Resin Infiltration on Caries Inhibition: Results from a 3-Year Randomized Controlled Clinical Trial. J Dent Res 2019 Dec; 98(13): 1497–1502.

189 Urzúa I, Cabello R, Marín P, Ruiz B, Jazanovich D, Mautz C, Lira M, Sánchez J, Rodríguez G, Osorio S, Ortiz ME. Detection of Approximal Caries Lesions in Adults: A Cross-sectional Study. Oper Dent 2019 Nov/Dec; 44(6): 589594.
190 Love RM, Jenkinson HF. Invasion of dentinal tubules by oral bacteria. Crit Rev Oral Biol Med 2002; 13(2): 171–83.
191 Staquet MJ, Carrouel F, Keller JF, Baudouin C, Msika P, Bleicher F, Kufer TA, Farges JC. Pattern-recognition receptors in pulp defense. Adv Dent Res 2011 Jul; 23(3): 296–301.
192 Conrads G, About I. Pathophysiology of Dental Caries. Monogr Oral Sci 2018; 27: 1–10.
193 Cooper PR, McLachlan JL, Simon S, Graham LW, Smith AJ. Mediators of inflammation and regeneration. Adv Dent Res 2011 Jul; 23(3): 290–5.
194 Fargues JC, Keller JF, Carrouel F, Kufer TA, Baudouin C, Msika P, Bleicher F, Staquet MJ. O34-pathogen sensing by human odontoblasts. Bull Group Int Rech Sci Stomatol Odontol 2011 Apr 11; 49(3): 90.
195 Smith AJ: Formation and repair of dentin in the adult. In: Hargreaves KM, Goodis HE, Tay FR: Seltzer and Bender 's Dental Pulp. 2nd ed. Quintessence Publishing Chicago, 2012: 27–46.
196 Hahn CL, Liewehr FR. Innate immune responses of the dental pulp to caries. J Endod 2007 Jun; 33(6): 643–51.
197 Park C, Lee SY, Kim HJ, Park K, Kim JS, Lee SJ. Synergy of TLR2 and H1R on Cox-2 activation in pulpal cells. J Dent Res 2010; 89: 180–185.
198 Eickhoff S, Brewitz A, Gerner MY, Klauschen F, Komander K, Hemmi H, Garbi N, Kaisho T, Germain RN, Kastenmüller W. Robust Anti-viral Immunity Requires Multiple Distinct T Cell-Dendritic Cell Interactions. Cell 2015 Sep 10; 162(6): 1322–37.
199 Balevi B. Cold pulp testing is the simplest and most accurate of all dental pulp sensibility tests. Evid Based Dent 2019 Mar; 20(1): 22–23.
200 Levin LG, Law AS, Holland GR, Abbott PV, Roda RS. Identify and define all diagnostic terms for pulpal health and disease states. J Endod 2009 Dec; 35(12): 1645–57.
201 Urzúa I, Cabello R, Marín P, Ruiz B, Jazanovich D, Mautz C, Lira M, Sánchez J, Rodríguez G, Osorio S, Ortiz ME. Detection of Approximal Caries Lesions in Adults: A Cross-sectional Study. Oper Dent 2019 Nov/Dec; 44(6): 589–594.

202 Allareddy V, Rampa S, Lee MK, Allareddy V, Nalliah RP. Hospital-based emergency department visits involving dental conditions: profile and predictors of poor outcomes and resource utilization. J Am Dent Assoc 2014 Apr; 145(4): 331–7.
203 Rechenberg DK, Galicia JC, Peters OA. Biological Markers for Pulpal Inflammation: A Systematic Review. PLoS One 2016 Nov 29; 11(11): e0167289.
204 Michaelson PL, Holland GR. Is pulpitis painful? Int Endod J 2002 Oct; 35(10): 829–32.
205 Renton T. Dental (Odontogenic) Pain. Rev Pain 2011 Mar; 5(1): 2–7. S.a.: Ngassapa D. Correlation of clinical pain symptoms with histopathological changes of the dental pulp: a review. East Afr Med J 1996 Dec; 73(12): 779–81.
206 Staquet MJ, Carrouel F, Keller JF, Baudouin C, Msika P, Bleicher F, Kufer TA, Farges JC. Pattern-recognition receptors in pulp defense. Adv Dent Res 2011 Jul; 23(3): 296–301.
207 Ricucci D, Loghin S, Lin LM, Spångberg LS, Tay FR. Is hard tissue formation in the dental pulp after the death of the primary odontoblasts a regenerative or a reparative process? J Dent 2014 Sep; 42(9): 1156–70.
208 Weisleder R, Yamauchi S, Caplan DJ, Trope M, Teixeira FB. The validity of pulp testing: a clinical study. J Am Dent Assoc 2009 Aug; 140(8): 1013–7.
209 Sakko M, Tjäderhane L, Rautemaa-Richardson R. Microbiology of Root Canal Infections. Prim Dent J 2016 May 1; 5(2): 84–89.
210 Manning SA. Root canal anatomy of mandibular second molars. Part I. Int Endod J 1990 Jan; 23(1): 34–9.
211 Tüfenkçi P, Yılmaz K. The Effects of Different Endodontic Access Cavity Design and Using XP-endo Finisher on the Reduction of Enterococcus faecalis in the Root Canal System. J Endod 2020 Mar; 46(3): 419–424.
212 Gomes BP, Lilley JD, Drucker DB. Clinical significance of dental root canal microflora. J Dent 1996 Jan–Mar; 24(1–2): 47–55.
213 İriboz E, Arıcan Öztürk B, Kolukırık M, Karacan I, Sazak Öveçoğlu H. Detection of the unknown components of the oral microflora of teeth with periapical radiolucencies in a Turkish population using next-generation sequencing techniques. Int Endod J 2018 Dec; 51(12): 1349–1357.

214 Iqbal M, Kim S, Yoon F. An investigation into differential diagnosis of pulp and periapical pain: a PennEndo database study. J Endod 2007 May; 33(5): 548–51.
215 Sanders JL, Houck RC. Dental Abscess. 2020 Aug 26. In: StatPearls [Internet]. Treasure Island (FL): StatPearls Publishing; 2020 Jan–. PMID: 29630201.
216 Ogle OE. Odontogenic Infections. Dent Clin North Am 2017 Apr; 61(2): 235–252.
217 Gazzaneo I, Vieira GCS, Pérez AR, Alves FRF, Gonçalves LS, Mdala I, Siqueira JF Jr, Rôças IN. Root Canal Disinfection by Single- and Multiple-instrument Systems: Effects of Sodium Hypochlorite Volume, Concentration, and Retention Time. J Endod 2019 Jun; 45(6): 736–741.
218 Schilder H. Vertical compaction of warm gutta-percha. In: Gerstein H (Ed.). Techniques in Clinical Endodontics. WB Saunders; Philadelphia, PA, 1983: 76–98.
219 Haapasalo M, Endal U, Zandi H, Coil JM. Eradication of endodontic infection by instrumentation and irrigation solutions. Endodontic Topics 2005; 10: 77–102.
220 Wu MK, Dummer PM, Wesselink PR. Consequences of and strategies to deal with residual post-treatment root canal infection. Int Endod J 2006 May; 39(5): 343–56.
221 Impact of the quality of coronal restoration versus the quality of root canal fillings on success of root canal treatment: a systematic review and meta-analysis. J Endod 2011 Jul; 37(7): 895–902.
222 Ahlquist M, Franzén O, Coffey J, Pashley D. Dental pain evoked by hydrostatic pressures applied to exposed dentin in man: a test of the hydrodynamic theory of dentin sensitivity. J Endod 1994 Mar; 20(3): 130–4.
223 Mattos-Silveira J, Oliveira MM, Matos R, Moura-Netto C, Mendes FM, Braga MM. Do the ball-ended probe cause less damage than sharp explorers? An ultrastructural analysis. BMC Oral Health 2016 Mar 22; 16: 39.
224 Grigalauskienė R, Slabšinskienė E, Vasiliauskienė I. Biological approach of dental caries management. Stomatologija 2015; 17(4): 107–12.
225 Maltz M, Koppe B, Jardim JJ, Alves LS, de Paula LM, Yamaguti PM, Almeida JCF, Moura MS, Mestrinho HD. Partial caries removal in deep caries lesions: a 5-year multicenter randomized controlled trial. Clin Oral Investig 2018 Apr; 22(3): 1337–1343.

226 Hirschmann PN. Radiographic interpretation of chronic periodontitis. Int Dent J 1987 Mar; 37(1): 3–9.
227 Nasseri EB, Majidinia S, Sharbaf DA. Laboratory evaluation of the effect of unfilled resin after the use of self-etch and total-etch dentin adhesives on the Shear Bond Strength of composite to dentin. Electron Physician 2017 May 25; 9(5): 4391–4398.
228 Petricas AZ, Medvedev DV, Olkhovskaya EB. Klassifikatsiya sposobov mestnoi anestezii [Classification of local anesthesia methods]. Stomatologiia (Mosk) 2016; 95(4): 4–8.
229 Saul D, Roch J, Lehmann W, Dresing K. Infiltrationsanästhesie [Infiltration anesthesia]. Oper Orthop Traumatol 2020 Feb; 32(1): 4–12.
230 Chu C-H, Mei ML, Cheung C, Nalliah RP. Restoring proximal caries lesions conservatively with tunnel restorationsClin Cosmet Investig Dent 2013; 5: 43–50.
231 Farah RI. Effect of cooling water temperature on the temperature changes in pulp chamber and at handpiece head during high-speed tooth preparation. Restor Dent Endod 2018 Dec 24;44(1): e3.
232 Zach L, Cohen G. Pulp response to externally applied heat. Oral Surg Oral Med Oral Pathol 1965; 19: 515-530.
233 Yoshiyama M, Tay FR, Doi J et al. Bonding of self-etch and total-etch adhesives to carious dentin. J Dent Res 2002; 81: 556–560.
234 Li T, Zhai X, Song F, Zhu H. Selective versus non-selective removal for dental caries: a systematic review and meta-analysis. Acta Odontol Scand 2018 Mar; 76(2): 135–140.
235 Fontana M, Innes N. Sealing Carious Tissue Using Resin and Glass-Ionomer Cements. Monogr Oral Sci 2018; 27: 103–112.
236 De Almeida Neves A, Coutinho E, De Munck J, Van Meerbeek B. Caries-removal effectiveness and minimal-invasiveness potential of caries-excavation techniques: a micro-CT investigation. J Dent 2011 Feb; 39(2): 154–62.
237 Ferreira Zandona AG. Surgical Management of Caries Lesions: Selective Removal of Carious Tissues. Dent Clin North Am 2019 Oct; 63(4): 705–713.
238 Wang Y, Li C, Yuan H, Wong MC, Zou J, Shi Z, Zhou X. Rubber dam isolation for restorative treatment in dental patients. Cochrane Database Syst Rev 2016 Sep 20; 9(9): CD009858.
239 Rubber Dam and Its Application. Am J Dent Sci 1873 May; 7(1): 43–45.

240 Wirsching E, Loomans BA, Klaiber B, Dörfer CE. Influence of matrix systems on proximal contact tightness of 2- and 3-surface posterior composite restorations in vivo. J Dent 2011 May; 39(5): 386–90.
241 El-Badrawy WA, Leung BW, El-Mowafy O, Rubo JH, Rubo MH. Evaluation of proximal contacts of posterior composite restorations with 4 placement techniques. J Can Dent Assoc 2003 Mar; 69(3): 162–7.
242 Bowen RL, Eick JD, Henderson DA, Anderson DW. Smear layer: removal and bonding considerations. Oper Dent Suppl 1984; 3: 30–4. S.a.: Buonocore MG, Matsui A, Gwinnett AJ. Penetration of resin dental materials into enamel surfaces with reference to bonding. Arch Oral Biol 1968 Jan; 13(1): 61–70. S.a.: Faria-e-Silva AL, Silva JL, Almeida TG, Veloso FB, Ribeiro SM, Andrade TD, Vilas-Boas BV, Martins MC, Menezes MS. Effect of acid etching time and technique on bond strength of an etch-and-rinse adhesive. Acta Odontol Latinoam 2011; 24(1): 75–80.
243 Senawongse P, Srihanon A, Muangmingsuk A, Harnirattisai C. Effect of dentine smear layer on the performance of self-etching adhesive systems: A micro-tensile bond strength study. J Biomed Mater Res B Appl Biomater 2010 Jul; 94(1): 212–21.
244 Galan D, Lynch E. Principles of enamel etching. J Ir Dent Assoc 1993; 39(4): 104–11.
245 Triolo PT Jr, Swift EJ Jr, Mudgil A, Levine A. Effects of etching time on enamel bond strengths. Am J Dent 1993 Dec; 6(6): 302–4.
246 Hu L, Xiao YH, Huang L, Sun X, Zhang L, Chen JH. [Effects of acid etching time on the degradation of type I collagen in dentin]. Zhonghua Kou Qiang Yi Xue Za Zhi. 2011 Feb; 46(2): 84–8.
247 Pashley DH, Tay FR, Breschi L, Tjäderhane L, Carvalho RM, Carrilho M, Tezvergil-Mutluay A. State of the art etch-and-rinse adhesives. Dent Mater 2011 Jan; 27(1): 1–16.
248 Eick JD, Wilko RA, Anderson CH, Sorensen SE. Scanning electron microscopy of cut tooth surfaces and identification of debris by use of the electron microprobe. Dent Res 1970 Nov–Dec; 49(6): Suppl: 1359–68.
249 Kumagai RY, Hirata R, Pereira PNR, Reis AF. Moist vs over-dried etched dentin: FE-SEM/TEM and bond strength evaluation of resin-dentin interfaces produced by universal adhesives. J Esthet Restor Dent 2020 Apr; 32(3): 325–332.
250 Nakabayashi N, Pashley DH. Hybridization of dental hard tissues. Chicago, 1998; IL: Quintessence Publishing Co.

251 Van Landuyt KL, Snauwaert J, De Munck J, Peumans M, Yoshida Y, Poitevin A, Coutinho E, Suzuki K, Lambrechts P, Van Meerbeek B. Systematic review of the chemical composition of contemporary dental adhesives. Biomaterials 2007 Sep; 28(26): 3757–85.
252 Kanca J 3rd. Improving bond strength through acid etching of dentin and bonding to wet dentin surfaces. J Am Dent Assoc 1992 Sep; 123(9): 35–43.
253 Perdigão J. New developments in dental adhesion. Dent Clin North Am 2007 Apr; 51(2): 333–57, viii.
254 Zimmerli B, Strub M, Jeger F, Stadler O, Lussi A. Composite materials: composition, properties and clinical applications. A literature review. Schweiz Monatsschr Zahnmed 2010; 120(11): 972–86.
255 Kaisarly D, Gezawi ME. Polymerization shrinkage assessment of dental resin composites: a literature review. Odontology 2016 Sep; 104(3): 257–70.
256 Hirashima S, Kanazawa T, Ohta K, Nakamura KI. Three-dimensional ultrastructural imaging and quantitative analysis of the periodontal ligament. Anat Sci Int. 2020 Jan; 95(1): 1–11. doi: 10.1007/s12565-019-00502-5. Epub 2019 Sep 10.
257 Schroeder HE, Listgarten MA. The gingival tissues: the architecture of pesriodontal protection. Periodontol 2000 1997 Feb; 13: 91–120.
258 Newman MG, Takei HH, Klokkevold PR, Carranza FA. Carranza's Clinical Periodontology. Elsevier Saunders, 2012.
259 Marjanović D, Andjelković Z, Brkić Z, Videnović G, Šehalić M, Matvjenko V, Leštarević S, Djordjević N. Quantification of mast cells in different stages of periodontal disease. Vojnosanit Pregl 2016 May; 73(5): 458–62.
260 Zoellner H, Chapple CC, Hunter N. Microvasculature in gingivitis and chronic periodontitis: disruption of vascular networks with protracted inflammation. Microsc Res Tech 2002 Jan 1; 56(1).
261 Lamster IB, Ahlo JK. Analysis of gingival crevicular fluid as applied to the diagnosis of oral and systemic diseases. Ann N Y Acad Sci 2007 Mar; 1098: 216–29.
262 Kuboniwa M, Lamont RJ. Subgingival biofilm formation. Periodontol 2000. 2010; 52(1): 38–52.
263 Kantari C, Pederzoli-Ribeil M, Witko-Sarsat V. The role of neutrophils and monocytes in innate immunity. Contrib Microbiol 2008; 15:

118–146. S.a.: Gamara J, Chouinard F, Davis L, Aoudjit F, Bourgoin SG. Regulators and Effectors of Arf GTPases in Neutrophils. J Immunol Res 2015: 235170.

264 Uriarte SM, Edmisson JS, Jimenez-Flores E. Human neutrophils and oral microbiota: a constant tug-of-war between a harmonious and a discordant coexistence. Immunol Rev 2016 Sep; 273(1): 282–298.

265 Ley K, Hoffman HM, Kubes P, Cassatella MA, Zychlinsky A, Hedrick CC, Catz SD. Neutrophils: New insights and open questions. Sci Immunol 2018 Dec 7; 3(30): eaat4579.

266 Naiff PF, Carneiro VMA, Guimarães MDCM, Bezerra ACB, Oliveira MS, Couto SCP, Alves ÉAR, Kückelhaus SAS, Muniz-Junqueira MI. Mechanical Periodontal Therapy Recovered the Phagocytic Function of Monocytes in Periodontitis. Int J Dent 2020 Feb 15; 2020: 8636795.

267 Thurre C, Robert M, Cimasoni G, Baehni P. Gingival sulcular leukocytes in periodontitis and in experimental gingivitis in humans. J Periodontal Res 1984 Sep; 19(5): 457–68.

268 Polak B, Vance JB, Dyer JK, Bird PS, Gemmell E, Reinhardt RA, Seymour GJ. IgG antibody subclass response to Porphyromonas gingivalis outer membrane antigens in gingivitis and adult periodontitis. J Periodontol 1995 May; 66(5): 363–8.

269 Jadwat Y, Meyerov R, Lemmer J, Raubenheimer EJ, Feller L. Plasma cell gingivitis: does it exist? Report of a case and review of the literature. SADJ 2008 Aug; 63(7): 394–5.

270 Batista AC, Rodini CO, Lara VS. Quantification of mast cells in different stages of human periodontal disease. Oral Dis 2005 Jul; 11(4): 249–54.

271 Uitto VJ, Raeste AM. Activation of latent collagenase of human leukocytes and gingival fluid by bacterial plaque. J Dent Res 1978 Jul–Aug; 57 (7–8): 844–51.

272 Page RC. Gingivitis. J Clin Periodontol 1986 May; 13(5): 345–59.

273 Prapulla DV, Sujatha PB, Pradeep AR. Gingival crevicular fluid VEGF levels in periodontal health and disease. J Periodontol 2007 Sep; 78(9): 1783–7.

274 Berggreen E, Wiig H. Lymphangiogenesis and lymphatic function in periodontal disease. J Dent Res 2013 Dec; 92(12): 1074–80.

275 Bindakhil M, Sollecito TP, Stoopler ET. Severe gingival swelling and erythema. Cutis 2020 Jun; 105(6): E19–E21.

276 Pawlaczyk-Kamieńska T, Torlińska-Walkowiak N, Borysewicz-Lewicka M. The relationship between oral hygiene level and gingivitis in children. Adv Clin Exp Med 2018 Oct; 27(10): 1397–1401.
277 Igic M, Kesic L, Lekovic V, Apostolovic M, Mihailovic D, Kostadinovic L, Milasin J. Chronic gingivitis: the prevalence of periodontopathogens and therapy efficiency. Eur J Clin Microbiol Infect Dis 2012 Aug; 31(8): 1911–5.
278 Trombelli L, Farina R, Silva CO, Tatakis DN. Plaque-induced gingivitis: Case definition and diagnostic considerations. J Periodontol 2018 Jun; 89 Suppl 1: S46–S73.
279 Rathee M, Jain P. Gingivitis. 2021 Apr 7. In: StatPearls [Internet]. Treasure Island (FL): StatPearls Publishing; 2021 Jan–. https://www.ncbi.nlm.nih.gov/books/NBK557422/
280 Gasner NS, Schure RS. Periodontal Disease. 2021 May 10. In: StatPearls [Internet]. Treasure Island (FL): StatPearls Publishing; 2021 Jan–. https://www.ncbi.nlm.nih.gov/books/NBK554590/
281 Siehe vorangegangenes Kapitel *Leben auf dem Zahnplaneten.*
282 Zijnge V, Ammann T, Thurnheer T, Gmür R. Subgingival biofilm structure. Front Oral Biol 2012; 15: 1–16.
283 Socransky SS, Haffajee AD, Cugini MA, Smith C, Kent RL Jr. Microbial complexes in subgingival plaque. J Clin Periodontol 1998 Feb; 25(2): 134–44.
284 Könönen E, Müller HP. Microbiology of aggressive periodontitis. Periodontol 2000 2014 Jun; 65(1): 46–78.
285 Kuboniwa M, Lamont RJ. Subgingival biofilm formation. Periodontol 2000 2010; 52(1): 38–52.
286 Wara-aswapati N, Pitiphat W, Chanchaimongkon L, Taweechaisupapong S, Boch JA, Ishikawa I. Red bacterial complex is associated with the severity of chronic periodontitis in a Thai population. Oral Dis 2009 Jul; 15(5): 354–9.
287 Hajishengallis G, Lamont RJ. Beyond the red complex and into more complexity: the polymicrobial synergy and dysbiosis (PSD) model of periodontal disease etiology. Mol Oral Microbiol. 2012 Dec; 27(6): 409–19.
288 Rosier BT, De Jager M, Zaura E, Krom BP. Historical and contemporary hypotheses on the development of oral diseases: are we there yet? Front Cell Infect Microbiol 2014 Jul 16; 4: 92.

289 Bodet C, Chandad F, Grenier D. Potentiel pathogénique de Porphyromonas gingivalis, Treponema denticola et Tannerella forsythia, le complexe bactérien rouge associé à la parodontite. Pathol Biol 2007 Apr–May; 55(3–4): 154–62.
290 Larsen T, Fiehn NE. Dental biofilm infections – an update. APMIS. 2017 Apr; 125(4): 376–384.
291 Yilmaz Ö. The chronicles of Porphyromonas gingivalis: the microbium, the human oral epithelium and their interplay. Microbiology (Reading). 2008 Oct; 154(Pt 10): 2897–2903. S.a.: Kim YC, Ko Y, Hong SD, Kim KY, Lee YH, Chae C, Choi Y. Presence of Porphyromonas gingivalis and plasma cell dominance in gingival tissues with periodontitis. Oral Dis 2010 May; 16(4): 375–81.
292 Kulkarni PG, Gosavi S, Haricharan PB, Malgikar S, Mudrakola DP, Turagam N, Ealla KK. Molecular Detection of Porphyromonas gingivalis in Chronic Periodontitis Patients. J Contemp Dent Pract 2018 Aug 1; 19(8): 992–996.
293 Kariu T, Nakao R, Ikeda T, Nakashima K, Potempa J, Imamura T. Inhibition of gingipains and Porphyromonas gingivalis growth and biofilm formation by prenyl flavonoids. J Periodontal Res 2017 Feb; 52(1): 89–96.
294 Xu W, Zhou W, Wang H, Liang S. Roles of Porphyromonas gingivalis and its virulence factors in periodontitis. Adv Protein Chem Struct Biol 2020; 120: 45–84.
295 Zhu W, Lee SW. Surface interactions between two of the main periodontal pathogens: Porphyromonas gingivalis and Tannerella forsythia. J Periodontal Implant Sci 2016; 46(1): 2–9.
296 Yoneda M, Yoshikane T, Motooka N, Yamada K, Hisama K, Naito T, Okada I, Yoshinaga M, Hidaka K, Imaizumi K, Maeda K, Hirofuji T. Stimulation of growth of Porphyromonas gingivalis by cell extracts from Tannerella forsythia. J Periodontal Res 2005 Apr; 40(2): 105–9.
297 Malinowski B, Węsierska A, Zalewska K et al. The role of Tannerella forsythia and Porphyromonas gingivalis in pathogenesis of esophageal cancer. Infect Agent Cancer 2019; 14: 3.
298 Inagaki S, Kuramitsu HK, Sharma A. Contact-dependent regulation of a Tannerella forsythia virulence factor, BspA, in biofilms. FEMS Microbiol Lett 2005; 249: 291–6.
299 Hughes CV, Malki G, Loo CY, Tanner AC, Ganeshkumar N. Cloning and expression of alpha-D-glucosidase and N-acetyl-beta-glucosamini-

dase from the periodontal pathogen, Tannerella forsythensis (Bacteroides forsythus). Oral Microbiol Immunol 2003 Oct; 18(5): 309–12.
300 Arakawa S, Nakajima T, Ishikura H, Ichinose S, Ishikawa I, Tsuchida N. Novel apoptosis-inducing activity in Bacteroides forsythus: a comparative study with three serotypes of Actinobacillus actinomycetemcomitans. Infect Immun 2000 Aug; 68(8): 4611–5.
301 Dashper SG, Seers CA, Tan KH, Reynolds EC. Virulence factors of the oral spirochete Treponema denticola. J Dent Res 2011 Jun; 90(6): 691–703.
302 Weine FS. The enigma of the lateral canal. Dent Clin North Am 1984 Oct; 28(4): 833–52.
303 Dosseva-Panova VT, Popova CL, Panov VE. Subgingival microbial profile and production of proinflammatory cytokines in chronic periodontitis. Folia Med (Plovdiv) 2014 Jul–Sep; 56(3): 152–60.
304 Vega BA, Belinka BA Jr, Kachlany SC. Aggregatibacter actinomycetemcomitans Leukotoxin (LtxA; Leukothera®): Mechanisms of Action and Therapeutic Applications. Toxins (Basel) 2019 Aug 26; 11(9): 489.
305 Oscarsson J, Claesson R, Lindholm M, Höglund Åberg C, Johansson A. Tools of Aggregatibacter actinomycetemcomitans to Evade the Host Response. J Clin Med 2019 Jul 22; 8(7): 1079.
306 Pinchi V, Pradella F, Buti J, Baldinotti C, Focardi M, Norelli GA. A new age estimation procedure based on the 3D CBCT study of the pulp cavity and hard tissues of the teeth for forensic purposes: A pilot study. J Forensic Leg Med 2015 Nov; 36: 150–7.
307 Güntsch A, Erler M, Preshaw PM, Sigusch BW, Klinger G, Glockmann E. Effect of smoking on crevicular polymorphonuclear neutrophil function in periodontally healthy subjects. J Periodontal Res 2006 Jun; 41(3): 184–8.
308 Shetty N, Thomas B, Ramesh A. Comparison of neutrophil functions in diabetic and healthy subjects with chronic generalized periodontitis. J Indian Soc Periodontol 2008 May; 12(2): 41–4.
309 Mannem S, Chava VK. The effect of stress on periodontitis: A clinicobiochemical study. J Indian Soc Periodontol 2012 Jul; 16(3): 365–9.
310 Page RC, Schroeder HE. Pathogenesis of inflammatory periodontal disease. A summary of current work. Lab Invest 1976 Mar; 34(3): 235-49.
311 Lee W, Aitken S, Sodek J, McCulloch CA. Evidence of a direct relationship between neutrophil collagenase activity and periodontal tissue

destruction in vivo: role of active enzyme in human periodontitis. J Periodontal Res 1995 Jan; 30(1): 23–33.
312 Karimbux NY, Saraiya VM, Elangovan S, Allareddy V, Kinnunen T, Kornman KS, Duff GW. Interleukin-1 gene polymorphisms and chronic periodontitis in adult whites: a systematic review and meta-analysis. J Periodontol 2012 Nov; 83(11): 1407–19.
313 Jin Y, Yip HK. Supragingival calculus: formation and control. Crit Rev Oral Biol Med 2002; 13(5): 426–41.
314 White DJ. Dental calculus: recent insights into occurrence, formation, prevention, removal and oral health effects of supragingival and subgingival deposits. Eur J Oral Sci 1997 Oct; 105(5 Pt 2): 508–22.
315 Kwon T, Lamster IB, Levin L. Current concepts in the management of periodontitis. Int Dent J 2020 Dec 5. doi: 10.1111/idj.12630.
316 Zandbergen D, Slot DE, Niederman R, Van der Weijden FA. The concomitant administration of systemic amoxicillin and metronidazole compared to scaling and root planing alone in treating periodontitis: =a systematic review=. BMC Oral Health 2016 Feb 29; 16: 27.
317 Mehrotra N, Singh S. Periodontitis 2021 May 15. In: StatPearls [Internet]. Treasure Island (FL): StatPearls Publishing; 2021 Jan–. https://www.ncbi.nlm.nih.gov/books/NBK541126/
318 Gaurilcikaite E, Renton T, Grant AD. The paradox of painless periodontal disease. Oral Dis 2017 May; 23(4): 451–463.
319 Lang NP, Joss A, Orsanic T, Gusberti FA, Siegrist BE. Bleeding on probing. A predictor for the progression of periodontal disease? J Clin Periodontol 1986 Jul; 13(6): 590–6. doi: 10.1111/j.1600-051x.1986.tb00852.x.
320 Bollen CM, Beikler T. Halitosis: the multidisciplinary approach. Int J Oral Sci 2012 Jun; 4(2): 55–63. doi: 10.1038/ijos.2012.39.
321 Clark RE. The classical origins of Pavlov's conditioning. Integr Physiol Behav Sci Oct–Dec 2004; 39(4): 279–94. doi: 10.1007/BF02734167.
322 Haralur SB, Majeed MI, Chaturvedi S, Alqahtani NM, Alfarsi M. Association between preferred chewing side and dynamic occlusal parameters. J Int Med Res 2019 May; 47(5): 1908–1915.
323 Almotairy N, Kumar A, Trulsson M, Grigoriadis A. Development of the jaw sensorimotor control and chewing – a systematic review. Physiol Behav 2018 Oct 1; 194: 456–465. doi: 10.1016/j.physbeh.2018.06.037.
324 Flores-Orozco EI, Rovira Lastra B, Willaert E, Peraire M, Martinez-Gomis J. Relationship between jaw movement and masticatory

performance in adults with natural dentition. Acta Odontol Scand 2016; 74(2): 103–7.
325 Iguchi H, Magara J, Nakamura Y, Tsujimura T, Ito K, Inoue M. Changes in jaw muscle activity and the physical properties of foods with different textures during chewing behaviors. Physiol Behav 2015 Dec 1; 152(Pt A): 217–24.
326 Lund JP. Mastication and its control by the brain stem. Crit Rev Oral Biol Med 1991; 2: 33–64.
327 Paphangkorakit J, Ladsena V, Rukyuttithamkul T, Khamtad T. Effect of chewing speed on the detection of a foreign object in food. J Oral Rehabil 2016 Mar; 43(3): 176–9. doi: 10.1111/joor.12362.
328 Türker KS. Reflex control of human jaw muscles. Crit Rev Oral Biol Med 2002; 13(1): 85–104.
329 Ohmori H, Kirimoto H, Ono T. Comparison of the Physiological Properties of Human Periodontal-Masseteric Reflex Evoked by Incisor and Canine Stimulation. Front Physiol 2012; 3: 233.
330 van der Bilt A, Engelen L, Pereira LJ, van der Glas HW, Abbink JH. Oral physiology and mastication. Physiol Behav 2006 Aug 30; 89(1): 22–7. doi: 10.1016/j.physbeh.2006.01.025.
331 Pereira LJ, de Wijk RA, Gavião MBD, van der Bilt A. Effects of added fluids on the perception of solid food. Physiol Behav 2006 Jul 30; 88(4–5): 538–44. doi: 10.1016/j.physbeh.2006.05.005.
332 Engelen L, Fontijn-Tekamp A, van der Bilt A. The influence of product and oral characteristics on swallowing. Arch Oral Biol 2005 Aug; 50(8): 739–46. doi: 10.1016/j.archoralbio.2005.01.004.
333 Nagaiwa M, Gunjigake K, Yamaguchi K. The effect of mouth breathing on chewing efficiency. Angle Orthod 2016 Mar; 86(2): 227-34. doi: 10.2319/020115-80.1.
334 Iizumi T, Magara J, Tsujimura T, Inoue M. Effect of body posture on chewing behaviours in healthy volunteers. J Oral Rehabil 2017 Nov; 44(11): 835-842. doi: 10.1111/joor.12555.
335 Miquel-Kergoat S, Azais-Braesco V, Burton-Freeman B, Hetherington MM. Effects of chewing on appetite, food intake and gut hormones: A systematic review and meta-analysis. Physiol Behav 2015 Nov 1; 151: 88–96. doi: 10.1016/j.physbeh.2015.07.017.

336 Elder RS, Mohr GS. The crunch effect: Food sound salience as a consumption monitoring cue. Food quality and Preference 2016; 51: 39–46.
337 Hirano Y, Onozuka M. Chewing and cognitive function. Brain Nerve 2014 Jan; 66(1): 25-32.
338 Shibuya K, Misegawa M, Fukuhara M, Hirano S, Suzuki K, Sato N. The Response Time of the Stroop Test Is Delayed during Lemon-Flavored Gum Chewing. J Nutr Sci Vitaminol (Tokyo) 2018; 64(3): 239–242.
339 Berry DC, Singh BP. Daily variations in occlusal contacts. J Prosthet Dent 1983 Sep; 50(3): 386–91. doi: 10.1016/s0022-3913(83)80099-7.
340 Parker MW. The significance of occlusion in restorative dentistry. Dent Clin North Am 1993 Jul; 37(3): 341–51.
341 Jacobs R, van Steenberghe D. Role of periodontal ligament receptors in the tactile function of teeth: a review. J Periodontal Res 1994 May; 29(3): 153–67. doi: 10.1111/j.1600-0765.1994.tb01208.x.
342 van der Bilt A, Abbink JH. The influence of food consistency on chewing rate and muscular work. Arch Oral Biol 2017 Nov; 83: 105–110. doi: 10.1016/j.archoralbio.2017.07.011.
343 Tilliss TS, Stach DJ, Hatch RA, Cross-Poline GN. Occlusal discrepancies after sealant therapy. J Prosthet Dent 1992 Aug; 68(2): 223–8. doi: 10.1016/0022-3913(92)90318-5.
344 Riise C, Sheikholeslam A. Influence of experimental interfering occlusal contacts on the activity of the anterior temporal and masseter muscles during mastication. J Oral Rehabil 1984 Jul; 11(4): 325–33. doi: 10.1111/j.1365-2842.1984.tb00583.x.
345 Baba K, Ai M, Mizutani H, Enosawa S. Influence of experimental occlusal discrepancy on masticatory muscle activity during clenching. J Oral Rehabil 1996 Jan; 23(1): 55–60. doi: 10.1111/j.1365-2842.1996.tb00812.x.
346 Sheikholeslam A, Riise C. Influence of experimental interfering occlusal contacts on the activity of the anterior temporal and masseter muscles during submaximal and maximal bite in the intercuspal position. J Oral Rehabil 1983 May; 10(3): 207–14. doi: 10.1111/j.1365-2842.1983.tb00114.x.
347 Inamochi Y, Fueki K, Usui N, Taira M, Wakabayashi N. Adaptive change in chewing-related brain activity while wearing a palatal plate:

an functional magnetic resonance imaging study. J Oral Rehabil 2017 Oct; 44(10): 770–778. doi: 10.1111/joor.12541.
348 Kampe T. Function and dysfunction of the masticatory system in individuals with intact and restored dentitions. A clinical, psychological and physiological study. Swed Dent J Suppl 1987; 42: 1–68.
349 Valentino R, Cioffi I, Vollaro S, Cimino R, Baiano R, Michelotti A. Jaw muscle activity patterns in women with chronic TMD myalgia during standardized clenching and chewing tasks. Cranio 2019 Mar 21; 1–7. doi: 10.1080/08869634.2019.1589703.
350 Čimić S, Žaja M, Kraljević S, Šimunković M, Kopić A, Ćatić. Influence of Occlusal Interference on the Mandibular Condylar Position. Acta Stomatol Croat 2016 Jun; 50(2): 116–121. doi: 10.1564/asc50/2/3.
351 Dawson PE. Centric relation. Its effect on occluso-muscle harmony. Dent Clin North Am 1979 Apr; 23(2): 169–80.
352 Giraki M, Schneider C, Schäfer R, Singh P, Franz M, Raab WHM, Ommerborn MA. Correlation between stress, stress-coping and current sleep bruxism. Head Face Med 2010; 6: 2. doi: 10.1186/1746-160X-6-2.
353 Castrillon EE, Ou KL, Wang K, Zhang J, Zhou X, Svensson P. Sleep bruxism: an updated review of an old problem. Acta Odontol Scand 2016 Jul; 74(5): 328–34. doi: 10.3109/00016357.2015.1125943.
354 Sugimoto K, Yoshimi H, Sasaguri K, Sato S. Occlusion factors influencing the magnitude of sleep bruxism activity. Cranio 2011 Apr; 29(2): 127–37. doi: 10.1179/crn.2011.021.
355 De Meyer MD, De Boever JA. The role of bruxism in the appearance of temporomandibular joint disorders. Rev Belge Med Dent 1997; 52(4): 124–38.
356 Castrillon EE, Exposto FG. Sleep Bruxism and Pain. Dent Clin North Am 2018 Oct; 62(4): 657–663. doi: 10.1016/j.cden.2018.06.003.
357 Demjaha G, Kapusevska B, Pejkovska-Shahpaska B. Bruxism Unconscious Oral Habit in Everyday Life. Open Access Maced J Med Sci 2019 Mar 15; 7(5): 876–881. doi: 10.3889/oamjms.2019.196.
358 Ciancaglini R, Gherlone EF, Radaelli G. The relationship of bruxism with craniofacial pain and symptoms from the masticatory system in the adult population. J Oral Rehabil 2001; 28: 842–848.
359 Ohlendorf D, Seebach K, Hoerzer S, Nigg S, Kopp S. The effects of a temporarily manipulated dental occlusion on the position of the spine:

a comparison during standing and walking. Spine J 2014 Oct 1; 14(10): 2384-91. doi: 10.1016/j.spinee.2014.01.045. Epub 2014 Jan 31.
360 Monson AL, Chismark AM, Cooper BR, Krenik-Matejcek TM. Effects of Yoga on Musculoskeletal Pain. J Dent Hyg 2017 Apr; 91(2): 15–22.
361 Bertazzo-Silveira E, Maikel Kruger CM, Porto De Toledo I, Porporatti AL, Dick B, Flores-Mir C, De Luca Canto G. Association between sleep bruxism and alcohol, caffeine, tobacco, and drug abuse: A systematic review. J Am Dent Assoc 2016 Nov; 147(11): 859–866.e4. doi: 10.1016/j.adaj.2016.06.014.
362 Attanasio R. An overview of bruxism and its management. Dent Clin North Am 1997 Apr; 41(2): 229–41.
363 Warreth A, Abuhijleh E, Almaghribi MA, Mahwal G, Ashawish A. Tooth surface loss: A review of literature. Saudi Dent J 2020 Feb; 32(2): 53–60. doi: 10.1016/j.sdentj.2019.09.004.
364 Pavone BW. Bruxism and its effect on the natural teeth. J Prosthet Dent 1985 May; 53(5): 692–6. doi: 10.1016/0022-3913(85)90026-5.
365 Almukhtar RM, Fabi SG. The Masseter Muscle and Its Role in Facial Contouring, Aging, and Quality of Life: A Literature Review. Plast Reconstr Surg 2019 Jan; 143(1): 39e–48e. doi: 10.1097/PRS.0000000000005083.
366 Rispoli DZ, Camargo PM, Pires JL Jr, Fonseca VR, Mandelli KK, Pereira MAC. Benign masseter muscle hypertrophy. Braz J Otorhinolaryngol 2008 Sep–Oct; 74(5): 790–793. doi: 10.1016/S1808-8694(15)31393-8.
367 Thompson T, Oram C, Correll CU, Tsermentseli S, Stubbs B. Analgesic Effects of Alcohol: A Systematic Review and Meta-Analysis of Controlled Experimental Studies in Healthy Participants. J Pain 2017 May; 18(5): 499–510. doi: 10.1016/j.jpain.2016.11.009.
368 Rubinstein B. Tinnitus and craniomandibular disorders – is there a link? Swed Dent J Suppl 1993; 95: 1–46.
369 Wagner BA, Moreira Filho PF, Bernardo VG. Association of bruxism and anxiety symptoms among military firefighters with frequent episodic tension type headache and temporomandibular disorders. Arq Neuropsiquiatr 2019 Jul 29; 77(7): 478–484. doi: 10.1590/0004-282X20190069.
370 Gungormus Z, Erciyas K. Evaluation of the relationship between anxiety and depression and bruxism. J Int Med Res Mar–Apr 2009; 37(2): 547–50. doi: 10.1177/147323000903700231.

371 Garrett AR, Hawley JS. SSRI-associated bruxism: A systematic review of published case reports. Neurol Clin Pract 2018 Apr; 8(2): 135–141. doi: 10.1212/CPJ.0000000000000433.
372 Sharav Y, Singer E, Schmidt E, Dionne RA, Dubner R. The analgesic effect of amitriptyline on chronic facial pain. Pain 1987 Nov; 31(2): 199–209.
373 Santiago V, Raphael K. Absence of joint pain identifies high levels of sleep masticatory muscle activity in myofascial temporomandibular disorder. J Oral Rehabil 2019 Dec; 46(12): 1161–1169. doi: 10.1111/joor.12853.
374 Costa YM, Porporatti AL, Calderon PD, Conti PC, Bonjardim LR. Can palpation-induced muscle pain pattern contribute to the differential diagnosis among temporomandibular disorders, primary headaches phenotypes and possible bruxism? Med Oral Patol Oral Cir Bucal. 2016 Jan 1; 21(1): e59–65. doi: 10.4317/medoral.20826.
375 Kobs G, Bernhardt O, Kocher T, Meyer G. Oral parafunctions and positive clinical examination findings. Stomatologija 2005; 7(3): 81–3.
376 Nassar MS, Palinkas M, Regalo SC, Sousa LG, Siéssere S, Semprini M, Bataglion C, Bataglion C. The effect of a Lucia jig for 30 minutes on neuromuscular re-programming, in normal subjects. Braz Oral Res 2012 Nov-Dec; 26(6): 530–5.
377 De Laat A, Stappaerts K, Papy S. Counseling and physical therapy as treatment for myofascial pain of the masticatory system. J Orofac Pain 2003 Winter; 17(1): 42–9.
378 Pierson MJ. Changes in temporomandibular joint dysfunction symptoms following massage therapy: a case report. Int J Ther Massage Bodywork 2011; 4(4): 37–47. doi: 10.3822/ijtmb.v4i4.110.
379 Trindade M, Orestes-Cardoso S, de Siqueira TC. Interdisciplinary treatment of bruxism with an occlusal splint and cognitive behavioral therapy. Gen Dent Sep-Oct 2015; 63(5): e1–4.
380 Pagnano VO, Bezzon OL, de Mattos MG, Ribeiro RF. A clinical evaluation of materials for interocclusal registration in centric relation. Braz Dent J 2000; 11(1): 41–7.
381 Ahlers MO, Edelhoff D, Jakstat HA. Reproduction accuracy of articulator mounting with an arbitrary face-bow vs. average values-a controlled, randomized, blinded patient simulator study. Clin Oral Investig 2019 Mar; 23(3): 1007–1014. doi: 10.1007/s00784-018-2499-6.

382 Andersen HC. Das häßliche Entlein. In: Arndt, P (Hg.): Andersens Märchen für Kinder. Frei nach der Reclamschen Ausgabe bearbeitet von Paul Arndt. Loewes Verlag Ferdinand Carl, Stuttgart, 1924: 30.
383 Scholz JK, Sicinski K. Facial Attractiveness and Lifetime Earnings: Evidence from a cohort study. Rev Econ Stat 2015 Mar; 97(1): 14–28. doi: 10.1162/REST_a_00435
384 Tanaka OM, Morino AY, Machuca OF, Schneider NÁ. When the Midline Diastema Is Not Characteristic of the "Ugly Duckling" Stage. Case Rep Dent 2015; 2015: 924743. doi: 10.1155/2015/924743.
385 Serra Negra E, Oliveira OL. Mesiodistal measurement of the mamelon of the occlusal edge of the permanent upper central incisor. Arq Cent Estud Curso Odontol 1985 Jul-Dec; 22(2): 9–17.
386 Patil HA, Chitko SS, Kerudi VV, Maheshwari AR, Patil NS, Tekale PD, Gore KA, Zope AA. Effect of Various Finishing Procedures on the Reflectivity (Shine) of Tooth Enamel – An In-vitro Study. J Clin Diagn Res 2016 Aug; 10(8): ZC22–ZC27. doi: 10.7860/JCDR/2016/18921.8234.
387 Murray JJ, Shaw L. Classification and prevalence of enamel opacities in the human deciduous and permanent dentitions. Arch Oral Biol 1979; 24(1): 7–13.
388 Tabatabaei MH, Nahavandi AM, Khorshidi S, Hashemikamangar SS. Fluorescence and Opalescence of Two Dental Composite Resins. Eur J Dent 2019 Oct; 13(4): 527–534. doi: 10.1055/s-0039-1696899.
389 Hafström-Björkman U, Sundström F, ten Bosch JJ. Fluorescence in dissolved fractions of human enamel. Acta Odontol Scand 1991 Jun; 49(3): 133–8.
390 Spitzer D, Bosch JJ. The total luminescence of bovine and human dental enamel. Calcif Tissue Res 1976 Apr 20; (2): 201–8.
391 Lee YK. Opalescence of human teeth and dental esthetic restorative materials. Dent Mater J 2016 Dec 1; 35(6): 845–854.
392 Lee YK, Yu B. Measurement of opalescence of tooth enamel. J Dent 2007 Aug; 35(8): 690–4.
393 de Carvalho CA, Zanlorenzi Nicodemo CA, Ferreira Mercadante DC, de Carvalho FS, Buzalaf MA, de Carvalho Sales-Peres SH. Dental fluorosis in the primary dentition and intake of manufactured soy-based foods with fluoride. Clin Nutr 2013 Jun; 32(3): 432–7.
394 Pustina-Krasniqi T, Shala K, Staka G, Bicaj T, Ahmedi E, Dula L. Lightness, chroma, and hue distributions in natural teeth measured

by a spectrophotometer. Eur J Dent 2017 Jan–Mar; 11(1): 36–40. doi: 10.4103/1305-7456.202635.
395 Intensivfortbildung für SCAD Award-Gewinner mit Ztm. Luc Rutten bei Vita – Weiterbildungsoffensive. dental dialogue, teamwork media, 2017; 18(7): 28.
396 S. ebd.
397 S. ebd.
398 Shetty SR, Munshi AK. Oral habits in children – a prevalence study. J Indian Soc Pedod Prev Dent 1998 Jun; 16(2): 61–6.
399 Kamdar RJ, Al-Shahrani I. Damaging Oral Habits. J Int Oral Health 2015 Apr; 7(4): 85–87.
400 Rath A, Ramamurthy PH, Fernandes BA, Sidhu P. Effect of dried sunflower seeds on incisal edge abrasion: A rare case report. J Conserv Dent 2017 Mar-Apr; 20(2): 134–136. doi: 10.4103/0972-0707.212237.
401 Ehlen LA, Marshall TA, Qian F, Wefel JS, Warren JJ. Acidic beverages increase the risk of in vitro tooth erosion. Nutr Res 2008; 28(5): 299–303. doi: 10.1016/j.nutres.2008.03.001.
402 Godoy de Oliveira PT, Somacal DC, Júnior LHB, Spohr AM. Aesthetic Rehabilitation in Teeth with Wear from Bruxism and Acid Erosion. Open Dent J 2018 Jul 31; 12: 486–493.
403 Wiegand A, Schlueter N. The role of oral hygiene: does toothbrushing harm? Monogr Oral Sci 2014; 25: 215–9. doi: 10.1159/000360379.
404 Zanetti F, Zhao X, Pan J, Peitsch MC, Hoeng J, Ren Y. Effects of cigarette smoke and tobacco heating aerosol on color stability of dental enamel, dentin, and composite resin restorations. Quintessence Int 2019 Jan 25; 50(2): 156–166.
405 Terezhalmy GT, Walters PA, Bartizek RD, Grender JM, Biesbrock AR. A clinical evaluation of extrinsic stain removal: a rotation-oscillation power toothbrush versus a dental prophylaxis. J Contemp Dent Pract 2008 Jul 1; 9(5): 1-8.
406 Mosquim V, Martines Souza B, Foratori Junior GA, Wang L, Magalhães AC. The abrasive effect of commercial whitening toothpastes on eroded enamel. Am J Dent 2017 Jun; 30(3): 142–146.
407 Bergström J, Lavstedt S. An epidemiologic approach to toothbrushing and dental abrasion. Community Dent Oral Epidemiol 1979 Feb; 7(1): 57–64. doi: 10.1111/j.1600-0528.1979.tb01186.x.
408 Kuncio DA. Invisalign: current guidelines for effective treatment. N Y State Dent J. 2014 Mar; 80(2): 11–4.

409 Jindal P, Juneja M, Siena FL, Bajaj D, Breedon P. Mechanical and geometric properties of thermoformed and 3D printed clear dental aligners. Am J Orthod Dentofacial Orthop 2019 Nov; 156(5): 694–701. doi: 10.1016/j.ajodo.2019.05.012.
410 Ke Y, Zhu Y, Zhu M. A comparison of treatment effectiveness between clear aligner and fixed appliance therapies. BMC Oral Health. 2019 Jan 23; 19(1): 24. doi: 10.1186/s12903-018-0695-z.
411 Soares DG, Basso FG, Pontes EC, Garcia Lda F, Hebling J, de Souza Costa CA. Effective tooth-bleaching protocols capable of reducing H(2) O(2) diffusion through enamel and dentine. J Dent 2014 Mar; 42(3): 351–8.
412 Fearon J. Tooth whitening: concepts and controversies. J Ir Dent Assoc 2007 Autumn; 53(3): 132–40. S.a.: Brignardello-Petersen R. There may be a small reduction in pain immediately after tooth bleaching when consuming codeine plus acetaminophen, but this is unlikely to be important to patients or worth the potential risks. J Am Dent Assoc. 2019 Mar; 150(3): e35.
413 Carey CM. Tooth whitening: what we now know. J Evid Based Dent Pract. 2014 Jun; 14; Suppl: 70–6. doi: 10.1016/j.jebdp.2014.02.006.
414 Klaric Sever E, Budimir Z, Cerovac M, Stambuk M, Par M, Negovetic Vranic D, Tarle Z. Clinical and patient reported outcomes of bleaching effectiveness. Acta Odontol Scand. 2018 Jan; 76(1): 30–38. doi: 10.1080/00016357.2017.1376111.
415 Meechan JG. Infiltration anesthesia in the mandible. Dent Clin North Am 2010 Oct; 54(4): 621-9. doi: 10.1016/j.cden.2010.06.003.
416 Vinod Kumar G, Soorya Poduval T, Reddy B, Shesha Reddy P. A Study on Provisional Cements, Cementation Techniques, and Their Effects on Bonding of Porcelain Laminate Veneers. J Indian Prosthodont Soc 2014 Mar; 14(1): 42–49.
417 Ahlers MO. Herstellung von Veneerprovisorien nach der Shrink-to-fit-Technik. Quintessenz 2009; 60(8): 933–944.
418 Prokopakis EP, Vlastos IM, Picavet VA, Nolst Trenite G, Thomas R, Cingi C, Hellings PW. The golden ratio in facial symmetry. Rhinology 2013 Mar; 51(1): 18–21. doi: 10.4193/Rhino12.111.
419 Yarbus AL. Eye movements and vision. New York: Plenum Press; 1967.
420 Machado AW, Mc Comb RW, Moon W, Gandini LG Jr. Influence of the vertical position of maxillary central incisors on the perception

of smile esthetics among orthodontists and laypersons. J Esthet Restor Dent 2013 Dec; 25(6): 392–401.
421 Saga AY, Maruo IT, Maruo H, Guariza Filho O, Tanaka OM. Clinical challenges in treating a patient with deviated dental midlines and delayed root development of the mandibular left second premolar. Am J Orthod Dentofacial Orthop 2009 Apr; 135(4 Suppl): 103–12.
422 Wolfart S, Thormann H, Freitag S, Kern M. Assessment of dental appearance following changes in incisor proportions. Eur J Oral Sci 2005 Apr; 113(2): 159–65.
423 Machado AW. 10 commandments of smile esthetics. Dental Press J Orthod 2014 Jul–Aug; 19(4): 136–57.
424 Kokich VO, Kokich VG, Kiyak HA. Perceptions of dental professionals and laypersons to altered dental esthetics: asymmetric and symmetric situations. Am J Orthod Dentofacial Orthop 2006 Aug; 130(2): 141–51.
425 Petricevic N, Celebic A, Celic R, Baucic-Bozic M. Natural head position and inclination of craniofacial planes. Int J Prosthodont 2006 May–Jun; 19(3): 279–80.
426 Levin EI. Dental esthetics and the golden proportion. J Prosthet Dent 1978 Sep; 40(3): 244–52.
427 Nikgoo A, Alavi K, Alavi K, Mirfazaelian A. Assessment of the golden ratio in pleasing smiles. World J Orthod 2009; 10(3): 224–8.
428 Sandeep N, Satwalekar P, Srinivas S, Reddy CR, Reddy GR, Reddy BA. An Analysis of Maxillary Anterior Teeth Dimensions for the Existence of Golden Proportion: Clinical Study. J Int Oral Health. 2015 Sep; 7(9): 18–21. S.a.: Parnia F, Hafezeqoran A, Mahboub F, Moslehifard E, Koodaryan R, Moteyagheni R, Saber FS. Proportions of Maxillary Anterior Teeth Relative to Each Other and to Golden Standard in Tabriz Dental Faculty Students. J Dent Res Dent Clin Dent Prospect 2010 Summer; 4(3): 83–86. S.a.: Aldegheishem A, Azam A, Al-Madi E, Abu-Khalaf L, Bani Ali B, Anweigi L. Golden proportion evaluation in maxillary anterior teeth amongst Saudi population in Riyadh. Saudi Dent J 2019; 31(3): 322–329. S.a.: Ibrahim Al-Marzok MI, Majeed KRA, Ibrahim IK. Evaluation of maxillary anterior teeth and their relation to the golden proportion in malaysian population. BMC Oral Health 2013; 13: 9.
429 Mamidi D, Vasa AAK, Sahana S, Done V, Pavanilakshmi S. The assessment of Golden proportion in primary dentition. Contemp Clin Dent 2020 Jan–Mar; 11(1): 34–38.

430 Tjan AH, Miller GD, The JG. Some esthetic factors in a smile. J Prosthet Dent. 1984 Jan; 51(1): 24–8.
431 Oliveira PLE, Motta A, Pithon M, Mucha J. Details of pleasing smiles. Int J Esthet Dent. 2018; 13(4): 494–514.
432 Machado AW. 10 commandments of smile esthetics. Dental Press J Orthod 2014 Jul–Aug; 19(4): 136–57.
433 Kokich VO, Kokich VG, Kiyak HA. Perceptions of dental professionals and laypersons to altered dental esthetics: asymmetric and symmetric situations. Am J Orthod Dentofacial Orthop 2006 Aug; 130(2): 141–51.
434 Chiu A, Fabi S, Dayan S, Nogueira A. Lip Injection Techniques Using Small-Particle Hyaluronic Acid Dermal Filler. J Drugs Dermatol 2016 Sep 1; 15(9): 1076–82.
435 Muller C, Alouini O, Chouvin M. Objectif sourire: et si l'on s'intéressait aux lèvres? [Targeting the smile: why don't we aim at the lips?] Orthod Fr 2018 Mar; 89(1): 21–40.
436 Furuse AY, Baratto SS, Spina DR, Correr GM, da Cunha LF, Gonzaga CC. Planning extensive esthetic restorations for anterior teeth: use of waxed-up study casts and composite resin mock-ups. Gen Dent 2016 Jan-Feb; 64(1): e6–9.
437 Kokich VO Jr, Kiyak HA, Shapiro PA. Comparing the perception of dentists and lay people to altered dental esthetics. J Esthet Dent 1999; 11(6): 311–24.
438 Al-Fouzan AF, Mokeem LS, Al-Saqat RT, Alfalah MA, Alharbi MA, Al-Samary AE. Botulinum Toxin for the Treatment of Gummy Smile. J Contemp Dent Pract 2017 Jun 1; 18(6): 474–478.
439 Aroni MAT, Pigossi SC, Pichotano EC, de Oliveira GJPL, Marcantonio RAC. Esthetic crown lengthening in the treatment of gummy smile. Int J Esthet Dent 2019; 14(4): 370-382.
440 Singh VP, Uppoor AS, Nayak DG, Shah D. Black triangle dilemma and its management in esthetic dentistry. Dent Res J (Isfahan). 2013 May; 10(3): 296–301.
441 Nascimento DC, Santos ER, Machado AW, Bittencourt MAV. Influence of buccal corridor dimension on smile esthetics. Dental Press J Orthod 2012; 17(5): 145–150.
442 Oliveira PLE, Motta A, Pithon M, Mucha J. Details of pleasing smiles. Int J Esthet Dent 2018; 13(4): 494–514.

443 Van der Geld P, Oosterveld P, Van Heck G, Kuijpers-Jagtman AM. Smile attractiveness. Self-perception and influence on personality. Angle Orthod 2007 Sep; 77(5): 759–65.
444 Sadrhaghighi AH, Zarghami A, Sadrhaghighi S, Mohammadi A, Eskandarinezhad M. Esthetic preferences of laypersons of different cultures and races with regard to smile attractiveness. Indian J Dent Res 2017 Mar–Apr; 28(2): 156–161.
445 Sharma N, Rosenstiel SF, Fields HW, Beck FM. Smile characterization by U.S. white, U.S. Asian Indian, and Indian populations. J Prosthet Dent 2012 May; 107(5): 327–35.
446 Vailati F, Carciofo S. Treatment planning of adhesive additive rehabilitations: the progressive wax-up of the three-step technique. Int J Esthet Dent 2016 Autumn; 11(3): 356–77.
447 Koubi S, Gurel G, Margossian P, Massihi R, Tassery H. A Simplified Approach for Restoration of Worn Dentition Using the Full Mock-up Concept: Clinical Case Reports. Int J Periodontics Restorative Dent 2018 Mar/Apr; 38(2): 189–197.
448 Magne P, Belser UC. Novel porcelain laminate preparation approach driven by a diagnostic mock-up. J Esthet Restor Dent 2004; 16(1): 7–16; discussion 17–8.
449 Garcia PP, da Costa RG, Calgaro M, Ritter AV, Correr GM, da Cunha LF, Gonzaga CC. Digital smile design and mock-up technique for esthetic treatment planning with porcelain laminate veneers. J Conserv Dent 2018 Jul–Aug; 21(4): 455–458.
450 Cattoni F, Teté G, Calloni AM, Manazza F, Gastaldi G, Capparè P. Milled versus moulded mock-ups based on the superimposition of 3D meshes from digital oral impressions: a comparative in vitro study in the aesthetic area. BMC Oral Health 2019 Oct 29; 19(1): 230. S.a.: Lo Giudice A, Ortensi L, Farronato M, Lucchese A, Lo Castro E, Isola G. The step further smile virtual planning: milled versus prototyped mock-ups for the evaluation of the designed smile characteristics. BMC Oral Health 2020 Jun 5; 20(1): 165.
451 Davidowitz G, Kotick PG. The use of CAD/CAM in dentistry. Dent Clin North Am 2011 Jul; 55(3): 559–70, ix.
452 Kreissl D. Periodensystem der Elemente. Medi-Learn Poster. Medi-Learn Verlag, Kiel, 2020.

453 Kihara H, Hatakeyama W, Komine F, Takafuji K, Takahashi T, Yokota J, Oriso K, Kondo H. Accuracy and practicality of intraoral scanner in dentistry: A literature review. J Prosthodont Res 2020 Apr; 64(2): 109–113.
454 Davidowitz G, Kotick PG. The use of CAD/CAM in dentistry. Dent Clin North Am 2011 Jul; 55(3): 559–70, ix.
455 Sulaiman TA. Materials in digital dentistry – A review. J Esthet Restor Dent 2020 Mar; 32(2): 171–181.
456 Kessler A, Hickel R, Reymus M. 3D Printing in Dentistry-State of the Art. Oper Dent 2020 Jan/Feb; 45(1): 30–40.
457 Reich S, Peters F, Schenk O, Hartkamp O. The face scan as a means for the visualization of complex prosthetic reconstructions. Int J Comput Dent 2016; 19(3): 231–8.
458 Mai HN, Lee DH. The Effect of Perioral Scan and Artificial Skin Markers on the Accuracy of Virtual Dentofacial Integration: Stereophotogrammetry Versus Smartphone Three-Dimensional Face-Scanning. Int J Environ Res Public Health 2020 Dec 30; 18(1): 229.
459 Coachman C, Calamita MA, Sesma N. Dynamic Documentation of the Smile and the 2D/3D Digital Smile Design Process. Int J Periodontics Restorative Dent 2017 Mar/Apr; 37(2): 183–193.
460 Granata S, Giberti L, Vigolo P, Stellini E, Di Fiore A. Incorporating a facial scanner into the digital workflow: A dental technique. J Prosthet Dent 2020 Jun; 123(6): 781–785.
461 Afrashtehfar KI, Qadeer S. Computerized occlusal analysis as an alternative occlusal indicator. Cranio 2016 Jan; 34(1): 52–7.
462 Li Q, Bi M, Yang K, Liu W. The creation of a virtual dental patient with dynamic occlusion and its application in esthetic dentistry. J Prosthet Dent 2021 Jul; 126(1): 14–18.
463 Nasseh I, Al-Rawi W. Cone Beam Computed Tomography. Dent Clin North Am. 2018 Jul; 62(3): 361–391.
464 D'haese J, Ackhurst J, Wismeijer D, De Bruyn H, Tahmaseb A. Current state of the art of computer-guided implant surgery. Periodontol 2000. 2017 Feb; 73(1): 121–133.
465 Zehnder MS, Connert T, Weiger R, Krastl G, Kühl S. Guided endodontics: accuracy of a novel method for guided access cavity preparation and root canal location. Int Endod J 2016 Oct; 49(10): 966–72.

466 Lepidi L, Galli M, Grammatica A, Joda T, Wang HL, Li J. Indirect Digital Workflow for Virtual Cross-Mounting of Fixed Implant-Supported Prostheses to Create a 3D Virtual Patient. J Prosthodont 2021 Feb; 30(2): 177–182.
467 Machoy ME, Szyszka-Sommerfeld L, Vegh A, Gedrange T, Woźniak K. The ways of using machine learning in dentistry. Adv Clin Exp Med 2020 Mar; 29(3): 375–384.
468 Lehmann K, Devigus A, Wentaschek S, Igiel C, Scheller H, Paravina R. Comparison of visual shade matching and electronic color measurement device. Int J Esthet Dent 2017; 12(3): 396–404.
469 Löw J. Künstliche Intelligenz in Labor und Praxis. Zahnfarbbestimmung und Zahnaufstellung per Knopfdruck. Quintessenz Zahntechnik 2020; 46(5): 568–573.
470 Wu Y, Wang F, Fan S, Chow JK. Robotics in Dental Implantology. Oral Maxillofac Surg Clin North Am 2019 Aug; 31(3): 513–518.
471 Shan T, Tay FR, Gu L. Application of Artificial Intelligence in Dentistry. J Dent Res 2021 Mar; 100(3): 232–244.
472 Hung K, Yeung AWK, Tanaka R, Bornstein MM. Current Applications, Opportunities, and Limitations of AI for 3D Imaging in Dental Research and Practice. Int J Environ Res Public Health 2020 Jun 19; 17(12): 4424.
473 Khanagar SB, Al-Ehaideb A, Maganur PC, Vishwanathaiah S, Patil S, Baeshen HA, Sarode SC, Bhandi S. Developments, application, and performance of artificial intelligence in dentistry – A systematic review. J Dent Sci 2021 Jan; 16(1): 508–522.
474 Kunz F, Stellzig-Eisenhauer A, Zeman F, Boldt J. Artificial intelligence in orthodontics: Evaluation of a fully automated cephalometric analysis using a customized convolutional neural network. J Orofac Orthop 2020 Jan; 81(1): 52–68.
475 Kim H, Shim E, Park J, Kim YJ, Lee U, Kim Y. Web-based fully automated cephalometric analysis by deep learning. Comput Methods Programs Biomed 2020 Oct; 194: 105513.
476 Joda T, Yeung AWK, Hung K, Zitzmann NU, Bornstein MM. Disruptive Innovation in Dentistry: What It Is and What Could Be Next. J Dent Res 2021 May; 100(5): 448–453.

477 Schwendicke F, Horb K, Kneist S, Dörfer C, Paris S. Effects of heat-inactivated Bifidobacterium BB12 on cariogenicity of Streptococcus mutans in vitro. Arch Oral Biol 2014 Dec; 59(12): 1384–90.
478 Wasfi R, Abd El-Rahman OA, Zafer MM, Ashour HM. Probiotic Lactobacillus sp. inhibit growth, biofilm formation and gene expression of caries-inducing Streptococcus mutans. J Cell Mol Med 2018 Mar; 22(3): 1972–1983.
479 Tahmourespour A, Kermanshahi RK. The effect of a probiotic strain (Lactobacillus acidophilus) on the plaque formation of oral Streptococci. Bosn J Basic Med Sci 2011 Feb; 11(1): 37–40.
480 Lee SH, Kim YJ. A comparative study of the effect of probiotics on cariogenic biofilm model for preventing dental caries. Arch Microbiol 2014 Aug; 196(8): 601–9.
481 Ishikawa KH, Mita D, Kawamoto D, Nicoli JR, Albuquerque-Souza E, Lorenzetti Simionato MR, Mayer MPA. Probiotics alter biofilm formation and the transcription of Porphyromonas gingivalis virulence-associated genes. J Oral Microbiol 2020 Aug 20; 12(1): 1805553.
482 Albuquerque-Souza E, Balzarini D, Ando-Suguimoto ES, Ishikawa KH, Simionato MRL, Holzhausen M, Mayer MPA. Probiotics alter the immune response of gingival epithelial cells challenged by Porphyromonas gingivalis. J Periodontal Res 2019 Apr; 54(2): 115–127.
483 Liu Y, Hannig M. Vinegar inhibits the formation of oral biofilm in situ. BMC Oral Health 2020 Jun 5; 20(1): 167.
484 Patel M. Dental caries vaccine: are we there yet? Lett Appl Microbiol 2020 Jan; 70(1): 2–12.
485 Cherukuri G, Veeramachaneni C, Rao GV, Pacha VB, Balla SB. Insight into status of dental caries vaccination: A review. J Conserv Dent 2020 Nov–Dec; 23(6): 544–549.
486 Sharma DC, Prasad SB, Karthikeyan BV. Vaccination against periodontitis: the saga continues. Expert Rev Vaccines. 2007 Aug; 6(4): 579–90.
487 Wilensky A, Potempa J, Houri-Haddad Y, Shapira L. Vaccination with recombinant RgpA peptide protects against Porphyromonas gingivalis-induced bone loss. J Periodontal Res 2017 Apr; 52(2): 285-291.
488 Zhai Q, Dong Z, Wang W, Li B, Jin Y. Dental stem cell and dental tissue regeneration. Front Med 2019 Apr; 13(2): 152–159.

489 Morsczeck C, Reichert TE. Dental stem cells in tooth regeneration and repair in the future. Expert Opin Biol Ther 2018 Feb; 18(2): 187–196.
490 Proksch S, Bittermann G, Vach K, Nitschke R, Tomakidi P, Hellwig E. hMSC-Derived VEGF Release Triggers the Chemoattraction of Alveolar Osteoblasts. Stem Cells 2015 Oct; 33(10): 3114–24.
491 Proksch S, Steinberg T, Stampf S, Schwarz U, Hellwig E, Tomakidi P. Crosstalk on cell behavior in interactive cocultures of hMSCs with various oral cell types. Tissue Eng Part A 2012 Dec; 18(23–24): 2601–10.
492 Sui B, Chen C, Kou X, Li B, Xuan K, Shi S, Jin Y. Pulp Stem Cell-Mediated Functional Pulp Regeneration. J Dent Res 2019 Jan; 98(1): 27–35.
493 Xuan K, Li B, Guo H, Sun W, Kou X, He X, Zhang Y, Sun J, Liu A, Liao L, Liu S, Liu W, Hu C, Shi S, Jin Y. Deciduous autologous tooth stem cells regenerate dental pulp after implantation into injured teeth. Sci Transl Med 2018 Aug 22; 10(455): eaaf3227.
494 Busch S. Regeneration of human tooth enamel. Angew Chem Int Ed Engl 2004 Mar 5; 43(11): 1428–31.
495 Nesic D, Schaefer BM, Sun Y, Saulacic N, Sailer I. 3D Printing Approach in Dentistry: The Future for Personalized Oral Soft Tissue Regeneration. J Clin Med 2020 Jul 15; 9(7): 2238.
496 Li L, Tang Q, Wang A, Chen Y. Regrowing a tooth: in vitro and in vivo approaches. Curr Opin Cell Biol 2019 Dec; 61: 126–131.
497 Snead ML. Whole-tooth regeneration: it takes a village of scientists, clinicians, and patients. J Dent Educ 2008 Aug; 72(8): 903–11.

Dr. Johannes A. Löw wurde 1977 in Bad Kissingen geboren. Er studierte Zahnmedizin und promovierte an der Universität Würzburg. Parallel zu seiner Praxistätigkeit arbeitete er als freier Journalist. Es folgte ein Studium der Wissenschaftskommunikation an der Hochschule Bremen. Heute ist er hauptberuflich Fachredakteur im medizin- und wissenschaftsjournalistischen Bereich sowie Pressesprecher eines gemeinnützigen Expertennetzwerks.

Er ist Vater von zwei Töchtern und lebt mit seiner Familie in Würzburg.

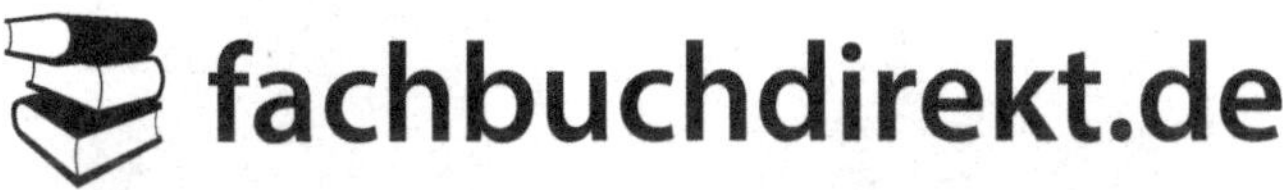

Weitere Fachliteratur für
Zahnmediziner:innen und
Zahntechniker:innen finden Sie auf
www.fachbuchdirekt.de

Bitte beachten Sie auch
die Buchtipps auf den
folgenden Seiten.